KAY'S ANATOMY
凯的解剖学

［英］亚当·凯 | 著

［英］亨利·帕克 | 绘

胡逍扬 | 译

北京时代华文书局

亚当·凯曾是一名医生，他的作品销量已超300万册。等等——或许只是同一个人买了300万本他的作品。

假如那个人正是你，谢啦！

献给我的科学课老师——安德鲁斯先生。1991年时因为嘲笑他身上的怪味，我曾被他罚了课后留校。

好吧，但他身上确实有股怪味，我打赌今天依旧如此。既然我现在把它写进了书里，这件事就算是官宣了。

出版声明

本书中所述医学知识与各项建议仅代表作者观点。

虽然本书内容已由作者、国外出版商（PENGUIN BOOKS LTD）及简体中文版出版方（北京时代华文书局有限公司）仔细斟酌并严格审查，但仍然不能替代专业的医学建议。

鉴于此，无论该书的作者、国外出版商还是简体中文版出版方，均不对本书中所有陈述承担法律责任，对于可能出现的人身伤害及财产损失均不予担责。

目　录

前　言

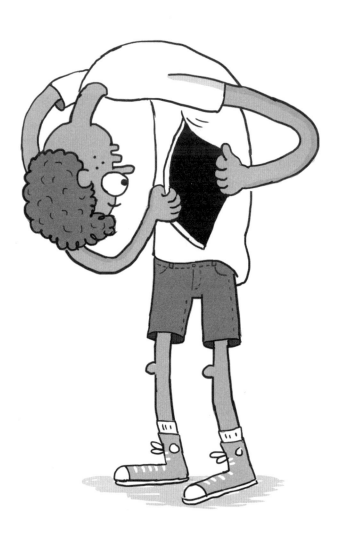

你曾仔细思考过自己的身体吗？说真的，你认真思考过它吗？我的意思是……当然了，在你不小心撞到脚指头、耳朵疼，或者得了肠胃炎，感觉自己快要把五脏六腑都拉出来的时候……你不可能不想到自己的身体。但你知道身体里正在发生什么吗？

你有没有从这个角度思考过问题：你的身体就是一大坨奇怪的肉块，被一堆骨骼支撑着，包裹在一副皮囊里，而且由脑袋里的一台疯狂超级计算机控制。啊，你从没这么想过？不好意思，我是不是吓到你了。但我想说的重点是：你的身体真的很怪。这么说可能会得罪人，但是每个人的身体都很怪：你的，我的，你的父母的，你的数学老师的——尤其是你的数学老师的。

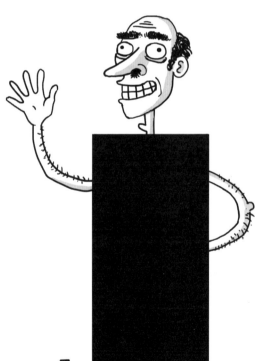

你数学老师的身体

说真的，这画面太怪，还是不给你看了

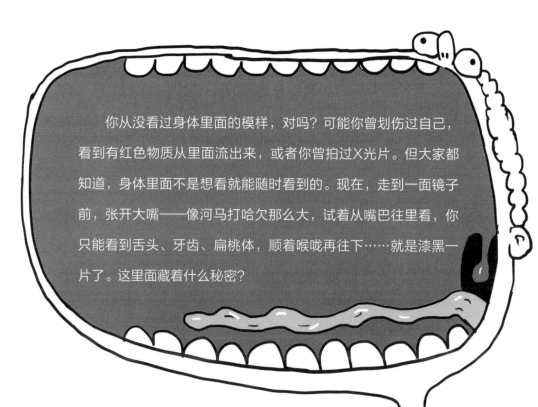

你从没看过身体里面的模样，对吗？可能你曾划伤过自己，看到有红色物质从里面流出来，或者你曾拍过X光片。但大家都知道，身体里面不是想看就能随时看到的。现在，走到一面镜子前，张开大嘴——像河马打哈欠么大，试着从嘴巴往里看，你只能看到舌头、牙齿、扁桃体，顺着喉咙再往下……就是漆黑一片了。这里面藏着什么秘密？

我知道你在学校里曾经学习过身体构造。我也知道如果强迫你坐在一把不舒服的塑料椅子上对着黑板学习，任何有趣的东西都会瞬间变得无聊。但请记住，虽然你的老师很无聊，但不意味着他/她所教授的知识也很无聊（请注意：上述结论不适用于数学。就算一只打着领结的袋鼠一边跳电臀舞一边教你学分数，它还是很无聊）。人体是个令人惊讶的科学奇迹，过去约七百万年的不断打磨使它成为了一台了不起的机器——当然，我可能算多或算少了些许时间，你别在意。人体远比太空站先进，也比计算速度最快的超级计算机聪明。我没开玩笑——你的大脑一秒钟能够处理约四千亿比特的信息。四千亿比特可是个大——数字。单单想数到四千亿下就需要花掉你约一万两千年时间（别试，会误了晚饭的）。

听着，我很懂。拿到一个新玩具的时候，你最不想干的事情应该就是去读操作指南——直接上手去玩才有意思。但你拥有手头这副身体已经很多年了，我敢打赌，到目前为止你连它一半的奥秘都还没搞明白。是时候翻开操作指南看看了。

一个器官接着一个器官，我会带你游历整个身体。看到"游历"二字你先别慌，别着急去找雨鞋和防水夹克，我不会把你塞到缩小机里，然后逼着你从数英里*长的肠子中跋涉而过。首先，我还不确定缩小机是否真的存在；其次，那样做会害得我们满身是粪。当然，这并不意味着这本书不关粪的事儿——怎么可能不提到它呢？咱们都得排，对不？你的数学老师也不例外。不好意思，是不是又惹你联想到数学老师蹲大号的画面了？顺便一提，你知道粪便中大约四分之一都是活物吗？别担心，不会有粪便僵尸袭击你的，活物只是细菌而已。我的措辞又不准确了，我

---

*　1 英里约等于 1.6 公里。

说"只是"，其实数量有几万亿。事实上，你的每坨粪便里的细菌数量比整个互联网中的网页数还要多。

咱们就这样一起了解一些关于身体古怪又奇妙的秘密吧。拿大脑来说，它不会痛。你可以拿根大棍子搅和自己的脑子而丝毫不感到痛（请不要拿一根大棍子搅和自己的脑子）。

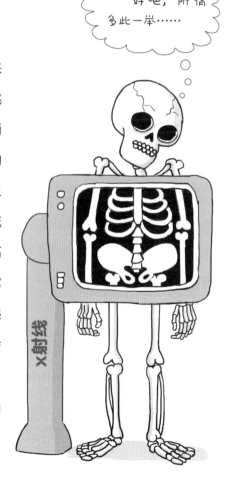

再比如说心脏，原来它既不是亮粉色，也不是桃心形，你应该赶快把这个消息分享给制作情人节贺卡的人。心脏每天会将足够的血液泵遍全身，这些血液的流量足够填满九十个（前方高能预警）浴缸。还有肺，它每天压出的气体足够吹起一千只气球。有谁过生日会需要一千只气球呢？天哪！我要翻白眼了，省点力气唱"生日快乐歌"吧。

就像旅行一样，此程我们会将美景尽收眼底。比如说皮肤吧，它其实是你身体中最大的器官，而且缺少它你一定会看起来很怪。

但你知道皮肤其实不是人体最外层的部分吗？无论走到哪里，你身边总环绕着一层看不见的云。"一朵云？多可爱！"非也，那是一朵由数千片剥落的皮屑组成的云，里面还混合着你每次说话、打哈欠、打嗝或放屁时从不同内脏中喷出的细胞。如果你此时觉得有些反胃，先忍住，等我告诉你你的眼睫毛中住着的古怪生物，以及它们以什么为晚餐时再吐不迟。

你怎么确定这些不是我编的？哦，我曾做过很多年医生。现如今我靠写书为生，但愿关于人体运作的事情，我还没忘记太多。我没必要浪费时间和你扯谎，但上述说法是真是假，恐怕你到（生物课）考试结束那天才能知道。除了信我，你也别无他法……

在这本书里，我会解答你能想到的任何关于人体的问题，包括那些你一提问，老师和家长就会迅速切换话题的事情（可能因为他们自己也不知道答案。一群傻瓜）。

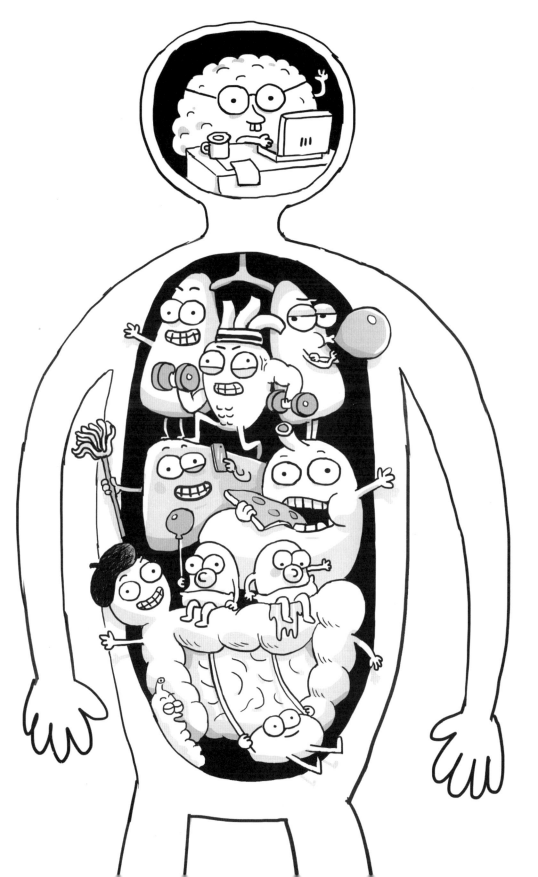

相关问题包括但不限于：

人体中最大块的肌肉在哪里？ 不，格鲁特斯·马克西姆斯（gluteus maximus[*]）不是一位罗马皇帝，它是医生用来称呼屁股蛋的学术名词，也是你身体拥有的最大块肌肉。顺便一提，医生们常用华丽的名词称呼身体的某些部分，可能因为这样就能避免张口闭口都说"屁股蛋"了。

---

[*] 臀大肌。

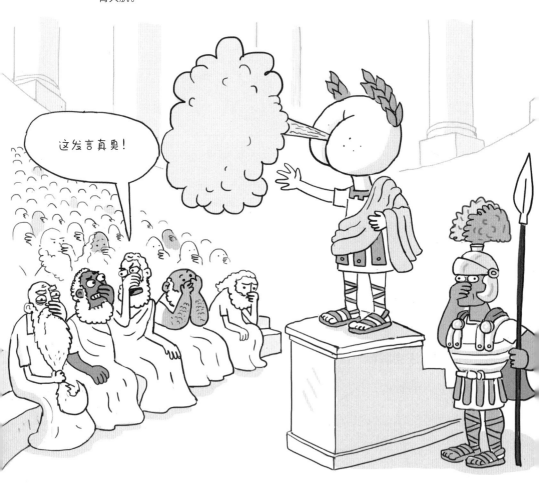

鼻屎吃起来安全吗？ 听着，如果你的鼻子历尽千辛才创造了一块小零食，最好就不要打听它的营养成分了，好吗？（没错，很安全，嚼起来吧！）

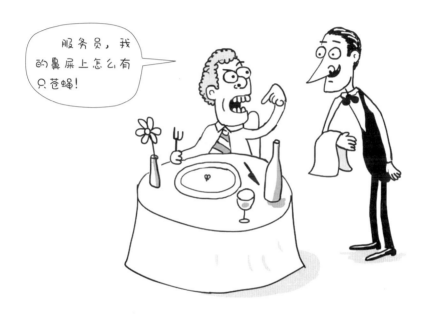

你一生大概花多久在马桶上？ 大约一年——记得带本好书（比如手头这本）。

类似的问题还有大概几千个吧。

我还会解释为何你的身体有时会出差错。就像给平板电脑升级应用程序时可能死机，你的身体也如平板电脑一样精密复杂，也会不时功能紊乱。我会给你仔细讲解那些可能已经发生在你或你朋友身上的状况，比如癫痫、糖尿病或者哮喘。还有那些永远没办法让你请假不去上学的日常小问题，比如感冒、淤青，还有青春痘来袭时造成的可怕面部艺术作品。总之就是一切会让你自问"天哪！为什么这会发生在我身上？"的事情。

　　讲到这里，我们还会认真探寻一番你准备进入成年期时身体发生的种种变化。知道吗，长大成人并不意味着可以打领带、喝咖啡和冲别人大吼大叫。

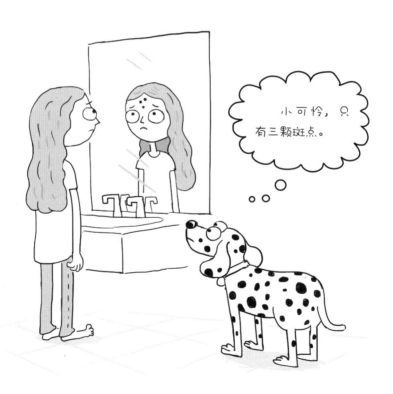

经历青春期就像变身成一个完全不同的人，那个人像是你被拉长、挤扁后的样子，所以我会仔细讲给你听，并告诉你过程中可能需要应付的种种情绪。

我们还会看看那些你身体可能不太希望你做的事，比如吸烟、服用药物、吃不健康食品，或者缺少睡眠及运动。不是要给你下定论，我没准备把你的手机没收一周，也没想告诉你孰是孰非。毕竟，身体是属于你自己的，善待身体的责任最终在你手里（不过听我句劝，最好还是不要只穿内裤滑雪）。

所以，如果你准备好去了解那些你早该知道的东西，准备好投入五彩斑斓的知识海洋，获取有趣却不适合在吃饭时讲给别人听的知识，那就读下去吧。找好座位，别让你那朵由死皮和粪尘组成的怪云搅和到别人，欢迎来到……

《凯的解剖学》！

管风琴（organ）是一种大型乐器，由几组键盘、许多脚踏板，以及巨大的音管组成［"器官"（organ）一词也可以指你身体中有特殊功用的一部分］。

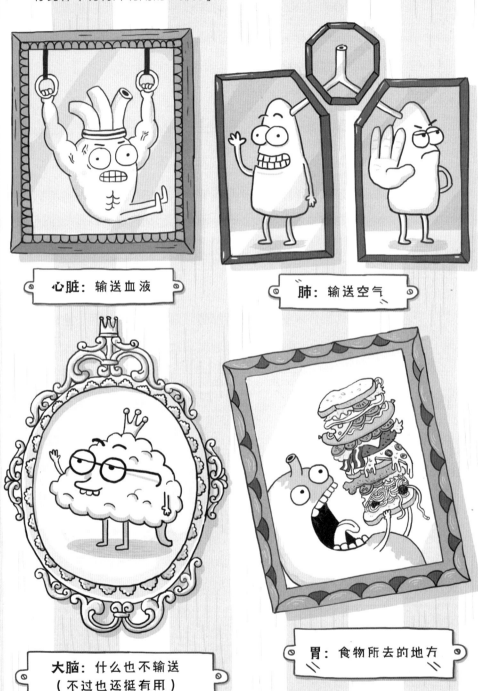

心脏：输送血液

肺：输送空气

大脑：什么也不输送
（不过也还挺有用）

胃：食物所去的地方

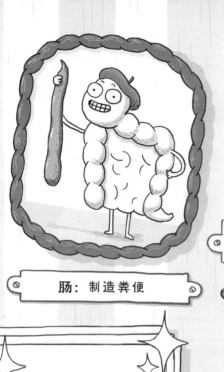

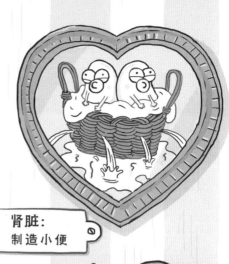

肾脏：
制造小便

肠：制造粪便

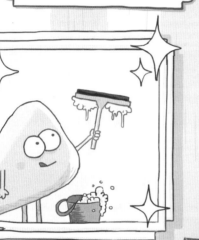

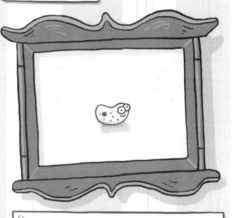

细胞：组成每个器官的小块
乐高积木

肝脏：
清洁你的血液

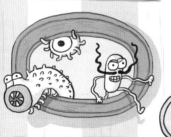

细菌与病毒：
恼人，并会让你
感染

皮平： 我的狗。
尽管不是人体的一部
分，但挺可爱，对不？

第一章
皮　肤

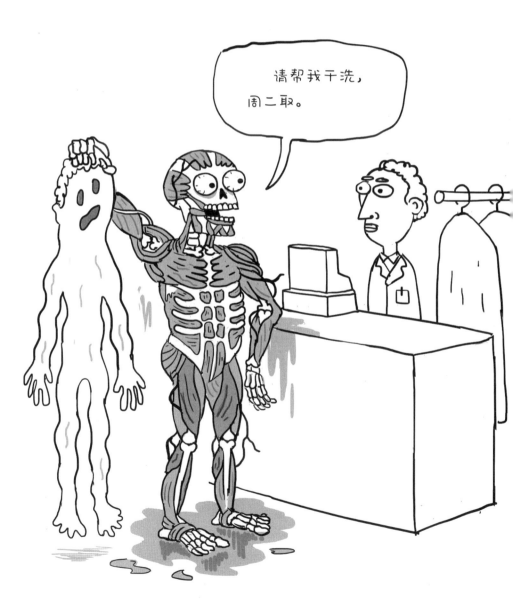

谢天谢地我们有皮肤。 你能想象假如没有皮肤，人走来走去的时候会造成多大乱子吗？鲜肉在你的骨头上垂着；身后拖着各式各样的内脏。说真的，咱们别再想下去了——我现在就有点儿反胃。看起来皮肤或许不过像件超级紧身的连体衣，其实它是非常精密的器官。你从没想过自己的皮肤重几斤几两吧？但是，假如遭遇了非常不幸的事故，皮肤和你的其他部分分了家，并且被丢到了体重秤上，那么你皮肤的重量会显示在4千克至8千克之间（取决于你的身高）——比一个保龄球还重。

和身体其他部分一样，皮肤也由细胞组成——说精准一些，由约三百五十亿个细胞组成。你可能年纪还小，但过来人可以告诉你三百五十亿是个大数目。假如把三百五十亿只仓鼠排成一排，它们能绕着太阳转一整圈（我请求你不要这样做，小仓鼠会被烧伤的）。

你的皮肤每隔几星期就会彻底更新一遍。有点儿像每月都要更换一身全新的行头，只不过没法对设计吹毛求疵，也不能随便往上面装饰亮片。你一生中蜕掉的皮肤能够填满一辆独轮手推车。

你的厚度在身体不同部分也有所不同。顺便一提，"厚"指的是皮肤厚，不是你经过生活历练后的（脸皮）厚。脚底皮肤最厚，否则你会像是穿了双满是破洞的烂袜子；眼皮皮肤最薄，否则你每天早上都需要用手指头把眼睛撑开，每次眨眼时也会发出巨大的沉闷噪声。

皮肤细胞的自我复制速度是整个人体中最快的，每天你都能创造出几百万个新细胞。所以，下次再有讨厌的人指责你犯懒玩了五个小时电脑游戏时，你可以这么和对方解释：我正在忙着制造新的皮肤细胞。

那老皮肤去哪儿了？很显然，你没有一圈圈变肥，直到再也塞不进前门。好吧（希望此刻我说出这个消息时，你正坐在椅子上），你的老皮肤脱落了。不是像蛇那样一次性完成，而是无时无刻不在脱落。还记得小时候大人不肯多给你零花钱，你就不愿意打扫房间，直到卧室积满一层灰尘吗？听完这个消息，你可能马上就想抓起吸尘器，因为那些灰尘其实大多是你……的碎片。

得嘞——这会儿工夫你又掉了几千个皮肤细胞，再动，又是几千个。假如可以肉眼观察到它们的脱落，你看起来应该像是个制造恶心降雪的机器。

让我们迅速从这个令人反胃的场景中回转注意力，来聊聊我养的小狗皮平。她今年1岁，是只万能梗（airedale terrier），兴趣爱好包括散步、在水坑里喝水，以及躺在沙发上装病。

你养宠物吗？有几只？一只没养？——回答错误。你其实养了数百万只宠物……它们都在你的皮肤上。不好意思，咱们又切换回恶心的话题了。

在你的每英寸皮肤上，病毒、细菌、不同种类的真菌和小昆虫时刻摩肩接踵（呃，它们并非真的有肩膀和脚后跟，但你懂我的意思吧）。别担心，这帮懒散的哥们儿不过是在你身上打发着日子，同时帮你维护着皮肤安全和健康。这意味着，每一天，每一秒，你都缭绕在一团由微生物和死皮形成的云雾中。啊，对了，还有屁颗粒——呃，叫它颗粒应该还算形象。所以，下次拥抱朋友或父母时，你可以想象自己正用皮屁云笼罩着对方。哇哈哈哈！巧合的悲剧是，他们也正用自己的皮屁云笼罩着你。恶心。

每层皮肤

你家的机器人管家通常只有一层金属外壳，而你的皮肤却分为许多层，像一份恐怖的风干意大利千层面。（什么，你家没有机器人管家？可惜。我的那个此刻正在做巧克力奶昔。）

一杯奶昔，马上好。

表皮：这是最上面一层，也就是你可以看到并摸到的那层。你有这样的日常经验吧——如果把意大利面泡到水里，它会在吸水后变得又大又松软。那为什么游泳时，你本人不会发生这种变化？多亏表皮帮助你防水。此外，表皮中还含有黑色素，决定了你的肤色（但并不意味着你一定得在深色、浅色、黑色之间变化）。黑色素越多，你的肤色

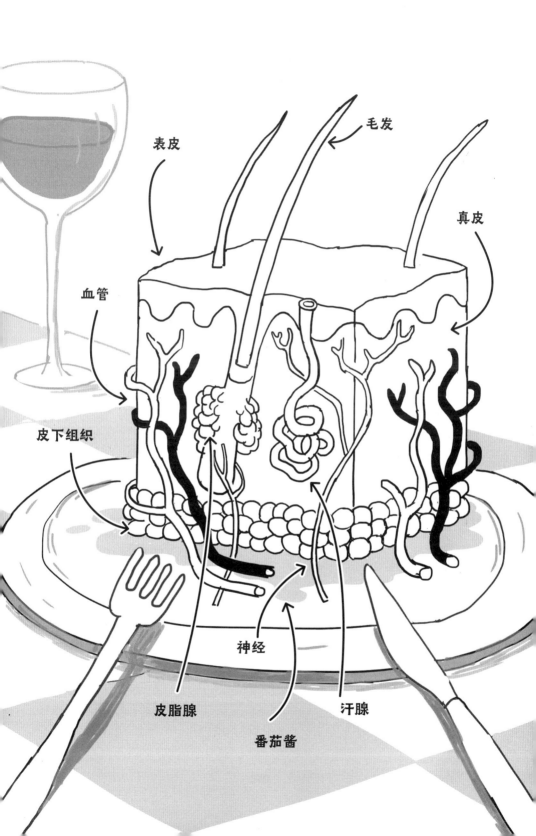

表皮

毛发

真皮

血管

皮下组织

皮脂腺

神经

番茄酱

汗腺

越深；黑色素越少，你的肤色越浅。表皮中
还有雀斑——无害的小块黑色素，是你独有
的印记，无聊时还可以拿来玩连点成线。

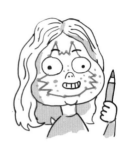

真皮： 往下再扎一层就来到真皮层，
这里正在发生很多事情。这一层里有大量血
管和神经，还有汗腺和皮脂腺，后两者可以防止皮肤变得过于干
燥。真皮是皮肤中最强壮的一层，能防止皮肤像保鲜膜一样被随
意扯烂。真皮层包含了你的指纹，文身也会被文在这一层。最近
我总想在眼皮上文一对眼睛，这样就没人能留意到我在无聊的对
话中不小心睡着了。

皮下组织： 这是皮肤的最底层，也是脂肪汇聚的地方。不
管一个人有多瘦，他/她总得有层脂肪，这层脂肪绝对有好处——
它能帮我们保暖，也能在磕碰和摔跤时保护我们，就像一张能罩
住全身的巨大护腿。

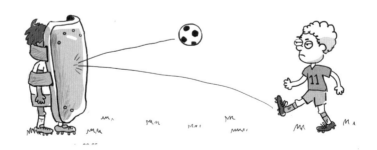

皮肤的功能

你的皮肤并不仅仅是个巨大的移动购物袋，时刻防止里面的东西漏出来，它还有其他重要功能，比如控制体温、提供触觉，以及在每周三变成亮绿色。（上述可能不完全是真话。）

控制体温

哪怕把电扇丢进垃圾桶、把空调从墙上扯掉，你的皮肤还是会想方设法、呼哧带喘地把你维持在舒适的37摄氏度——久而久之，这个温度也成了"体温"的代名词。假如室外很热，或者你在做某件耗费精力的事情——例如举起一匹马（你个怪胎），你的身体会立刻开启洒水车模式降温。大脑会指挥真皮中的汗腺忙碌起来，将汗液沿细面条形状的小管子输送上去。接着，汗液会通过名为毛孔的小孔流出。毛孔太小，肉眼看不到，这一次你不

你的皮肤也被称为皮肤系统，英文是"cutaneous system"，因为它真的很可爱（cute）。咳咳，严肃点儿，这个词也许源自拉丁语或其他语系——往这个方向猜准没错。

得不信我——毛孔总数大约为几百万个，并且遍布全身。你的身体基本上就是个大筛子。

在炎热的日子里或跑步之后（比如你的机器人管家坏了，追着你在卧室中乱跑），你会由于出汗丧失大量水分，此时通过喝水补充液体就变得尤为重要，否则

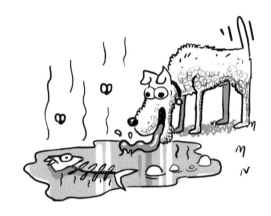

会面临脱水的危险——你会感觉疲劳、头疼，甚至会晕倒。赶快抓起一杯水，或者像皮平一样，从脏水坑里舔点水喝。

嘴唇是身体中少数没有汗腺的部分之一，所以在炎热的天气中会干燥爆皮。没人知道嘴唇到底为何不流汗——或许是因为汗液除臭剂的味道尝起来很差。

天气冷时又会如何？此时会轮到你皮肤上的小"毛袖套"一展身手。你胳膊和腿上的细小毛发会整根竖立，将一小层空气紧锁在皮肤表面，就像穿了件保暖的隐形套头衫。这就是所谓的"鸡皮疙瘩"了。哦，如果你是鸡的话，这就是所谓的"疙瘩"了。你留意过吗？天冷的时候，手指和脚趾是最先被冻僵的。这是因为此时大脑认为向皮肤输血相对而言不那么重要，最重要的是保障……它自己。这有些自私——如果你非要问我意见的话。

你的汗液其实没有任何气味，至少刚刚从汗腺中排出时没有。只有皮肤上的细菌决定把汗液当作提神饮料时，它才会散发出传统汗臭的那股味儿。

保护功能

皮肤是保护你不受外部世界侵害的第一道防线。有了皮肤，你才不会随意被感染、被高温烫伤，或者经常受伤。你有没有停下来认真感谢过皮肤？说真的，有没有？对你的皮肤说声"谢谢"，谢谢它保护了你。快点说啊，没事，我等着你。

说完了？行，咱们接着聊。

触觉

你的触觉非常重要，它能够向大脑传输此刻你是否安全、周边是否有潜在危险等信息。你是否浑身湿透，觉得冷或是热，又或者是否感觉到疼痛？这些都需要由皮肤来发觉——过程中依靠的是数以百万计的感受器。感受器分为不同种类，用来探测类似温柔一触、猛烈一触、压力、振动、温度以及疼痛的感受。想感受任何事物，都有皮肤罩着你（真的如此）。有些身体部分——例如指尖——的感受器数量比较多，所以被纸割伤时，你会感觉像世界末日一样绝望。写这本书的过程中，我大概被纸割伤了五十次，希望此刻你能真心感到很对不起我。一旦皮肤上的神经末梢感受到疼痛，它就会直接向大脑释放信号。

亲爱的大脑：

　　写信来只想让你知道，此刻咱们的右脚似乎踩在了一块乐高积木上。或许你可以考虑迅速把这条腿抬起来，然后让嘴巴开始大声尖叫。

　　上述事宜请见机行事，不过我建议宜快不宜慢。

爱你的，皮肤君

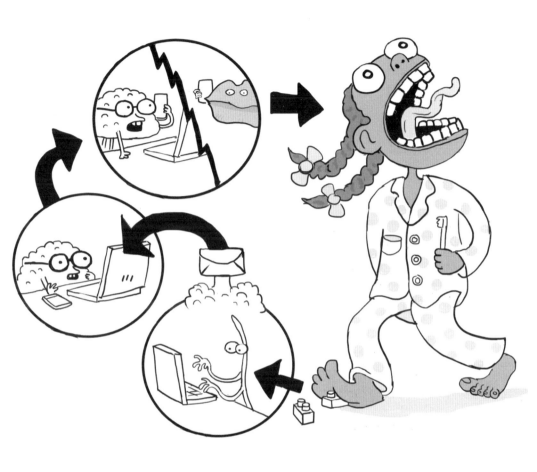

磕磕碰碰

　　除非你一生都住在棉花球造的房子里，戴着羽毛帽，穿着棉花糖运动服，否则你难免会发现自己身上有割伤、擦伤、水泡或者淤青。现在我来告诉你皮肤受伤后出现多种颜色的真正原因。

水泡

你一定知道水泡——那些恼人的小水鼓包，通常会在你穿了一双新球鞋，或者穿着人字拖攀登珠穆朗玛峰之后出现。这样的摩擦力会导致表皮和真皮分家，一些液体（其实是组织液）趁机进入到它们之间的缝隙之中。我懂，你多想挑破水泡，看看里面的液体能溅多远，就像操控一个脚丫形水枪，但我劝你还是算了。

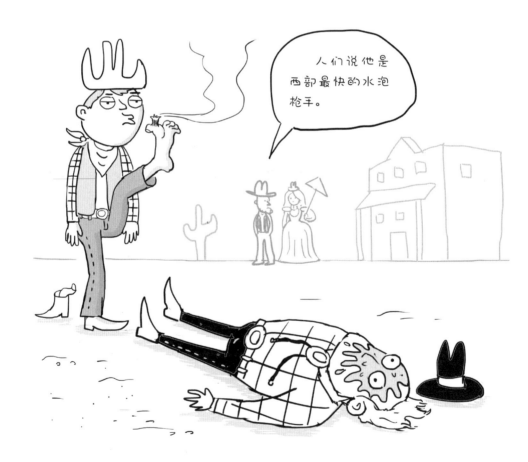

首先，水泡里的液体是有功用的，能够帮助摩擦处更快痊愈。其次，还记得皮肤能帮你免受细菌侵害吗？你总像挤塑料泡泡包装纸一样挤它可不行。这样做甚至有严重感染的危险。我朋友尼克就遭遇过这么一桩事——他挑破了脚上的水泡，结果水泡里填满了令人恶心的脓，最后不得不去医院（他还发了照片给我看，我差点儿吐了）。让水泡自己静静，没几天它就会自行消失了。

淤青

当一堵墙走路时不看路，漫不经心撞到你身上后，你就可能出现淤伤。这是因为皮肤中的血管遭到了破坏，导致一丁点儿血液流了出来。但因为皮肤没有破口，血液无处可去，只好在表皮下扩散，一块淤青就立刻出现了。

在接下来一两周的时间里，随着血液在皮肤下乱逛，淤青也会改变颜色，有点儿像恶心版的红绿灯。最开始它是红色的，这还可以理解，毕竟血液就是红色的。但几天后，淤青展开了自我进阶之路。首先它会呈现出蓝黑相间的紫色，这是因为血液中的氧气被用光了；随后血液开始消散，淤青会变成绿色；再过一周，它会褪为最后的颜色——黄色。随着年龄增长，皮肤中的血管也会变得脆弱，因此老年人在碰撞东西后更容易出现淤青。换句话说，是时候劝你奶奶放弃跳台滑雪了。

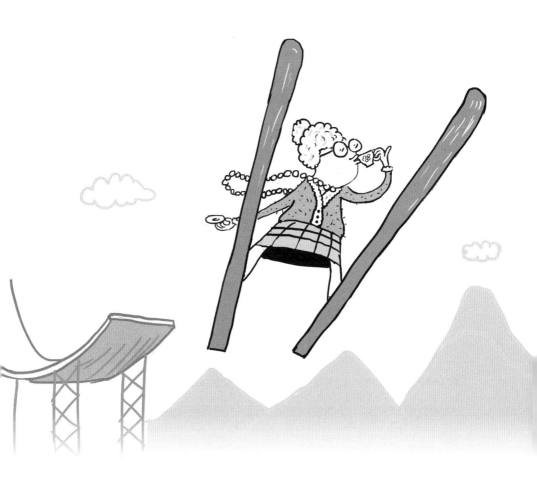

湿疹

我们时不时都会出现皮肤干燥的症状，但有一种被称为湿疹的寻常疾病会让你经常出现皮肤干痒的情况。湿疹通常出现在胳膊肘和膝盖内侧，但也会长在身体各处。它不传染（不会通过接触他人而得病），可以通过涂抹护手霜或医用软膏治疗，并且它的英文名字（eczema）特别难拼写。

烧伤

在炽热物品周围时一定要特别小心——比如长柄深锅、熨斗、水壶、直发器、热饮以及火山。一度烧伤最常见，会使皮肤变红，这意味着烧伤只影响到了表皮，通常能痊愈得很好。二度烧伤更深，直达真皮层，它会导致水泡出现，在很偶然的情况下会留下瘢痕。三度烧伤最严重，直达皮下组织，需要到医院治疗，有时甚至要进行手术，而且通常会留下瘢痕。一旦烧伤了自己，你得赶快喊大人来帮忙，并且尽快将被烫伤的部分在凉水下冲洗二十分钟（我知道二十分钟很长，而且你有很多事情要忙，但这么做真的很重要）。你也许要到医院检查一下，也许要效仿奶酪三明治，把烫伤的地方用保鲜膜裹起来——这样能减少感染的可能性。

伤疤

迄今为止，你俘获了多少个伤疤？无论是接受过手术，还是你的脸曾和人行道闹了不和，你的皮肤上难免会留下一两个伤疤。虽然皮肤自愈功能很强，但如果损伤直抵真皮层，还是难免会留下印记。这取决于一种名叫胶原蛋白的物质，它类似身体中的黏合剂，在皮肤深处修复损伤。胶原蛋白能够很有效地把皮肤断裂的地方重新黏合在一起，但与此同时会留下白色印记。伤疤会随时间推移而变浅，不过很难完全消失。八岁时，我曾不小心撞到了一位端着金属托盘的送餐阿姨，现在额头上还留着伤疤（别担心，她手里的饭没洒）。伤疤是和新朋友展开对话的绝佳话题，你可以对它们背后的故事添油加醋一番，比如说它是你和一只小猫斗剑，或者阻拦银行抢劫犯烧毁大楼时落下的。等会儿，说岔了，我想说的是和一个银行抢劫犯斗剑，或者从一栋着火大楼里救出小猫时落下的。不要因为伤疤感到羞耻，但话说回来，也请不要尝试再来一个……

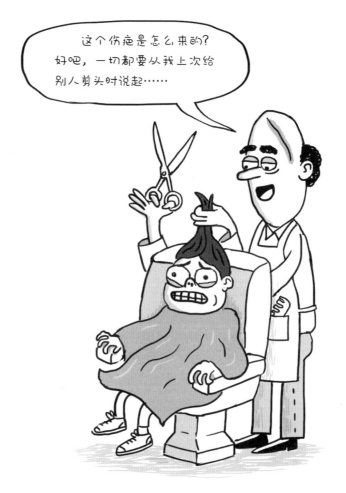

晒伤

　　太阳对于人体非常重要——它能帮助我们制造维生素D，从而保持骨骼健康。但好东西有时候也不能贪多（电视除外），太阳也是我们皮肤最大的敌人之一。阳光中含有损伤性的紫外线，会伤害真皮层。它会使你的皮肤发皱，并且引发永久性变化，有朝一日可能会发展成要命的皮肤癌。所以炎热天出门时一定要把自己裹紧，多涂防晒霜，否则你会看起来像一颗长着人脸、皱皱巴巴、年代久远的葡萄干，可没人喜欢这样。

痘痘

你可能挺幸运，从来没长过痘痘，或者永远也不会长痘痘。但对很多人来说，痘痘是人生中无法忽视的组成部分。很多人在青春期时第一次经历了痘痘，那时痘痘的学名叫痤疮。

为什么你的鼻尖上突然有了个巨大突起物？是被邪恶的巫师施了魔咒吗？或许不是（但不敢保证）。当皮肤中皮脂腺发生阻

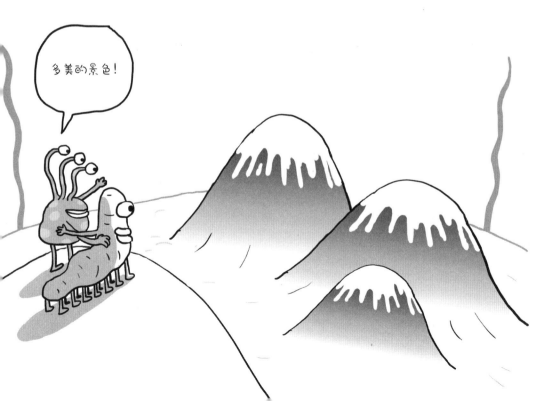

塞时就会出现痘痘。此时皮脂腺不再正常滋润皮肤，而是变得流里流气，里面填满了多余的油脂和死掉的皮肤细胞，它们的学名也变成了白头粉刺和黑头粉刺。它们一旦发炎或感染，就会变成红色丘疹。

几乎所有人都会长痤疮，这件事绝对正常（虽然它会让你感觉天都要塌了）。长痘痘的人总会觉得自己惨兮兮的，还会遭到恶毒之人的嘲笑。不过痘痘不会长一辈子——在你反应过来之前，它们就消失并被忘掉了，但那些恶毒的品性会伴随人一辈子。

痤疮不是由食用垃圾食品引起的（但这也不是你今晚吃掉四十九个意式辣肠比萨的借口），也不是因为你不够干净。痘痘的发生原因隐藏在皮肤之下——说实话，过度洗脸反而会让情况更糟糕。痤疮也不传染——你不会传给别人，也不会从别人身上感染。

如果长了痤疮，你要用非常温和与中性的香皂来洗脸，如果有化妆的习惯，也要尽量避免。保持头发整洁、干净，尽量不要让头发呼在脸上。如果担心痤疮很严重，或者它让你心情十分沮丧，又或者你发现自己前胸和后背上长了痘痘，那么赶快去看医生，因为有些药物能够部分改善痤疮情况（别因为看医生而紧张或尴尬——医生已经见识过成百上千和你一样的病例了。再说，如果病人整天待在家里，医生岂不是要失业了？）。最重要的是，记住，痤疮总有一天会消失，就像它出现时一样让人猝不及防。

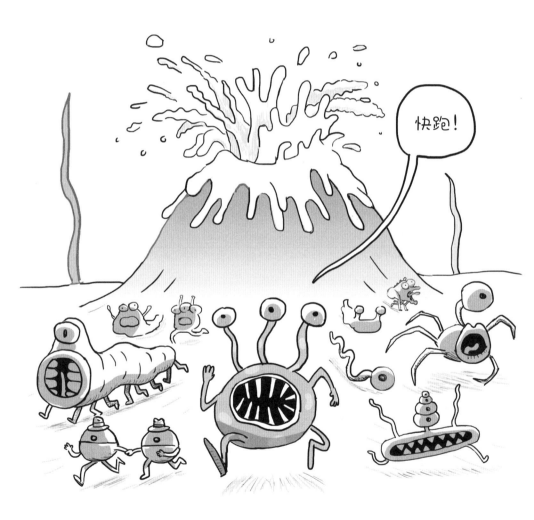

疱疹

假如有哪些词汇是你绝不想和面部联系在一起的，我猜其中一定有"硬壳"和"水泡"。好吧，疱疹就是一种感染性皮肤病，会导致皮肤出现黄色的硬壳水泡，通常出现在鼻子和嘴周围。它传染性极强，所以千万不要用手指随便去戳。一般来说，使用抗生素就能药到病除。

胎记

假如人类都长一个样，就像一堆毫无辨识度的机器人，那生命该多么无聊。如果那样，你在超市走丢时也会很难找到父母。我们的皮肤都有自己的色彩及深浅度，还有独特的小"怪癖"和差异之处。每个人的皮肤都是一张为他/她量身定做的地图。有些东西会随年龄增长而解锁，比如水痘留下的瘢痕、伤口或手术刀口，有些却是与生俱来的。我们称后者为胎记（名字来源不太难猜），它通常是完全无害的——只是自我身份的组成部分而已。有些胎记是红色或紫色的（被称为葡萄酒斑），有些是浅棕色的（被称为欧蕾咖啡斑，"欧蕾"在法语中是牛奶咖啡的意思——不知道给胎记命名的人是谁，他/她当时一定渴得要命）。大多数人身上都有痣，这是些呈现在皮肤表面的小型黑色或棕色印记。大多数痣完全无害，不过有时痣也可能是皮肤癌的表现。因此在痣发生下述情形时，一定要及时和其他人沟通：改变形状；改变颜色；变大了；开始流血；开始发痒；或者开始挖空你的花园。（抱歉，好像说的不是一种"痣"。*）

凯的闷题（Kwestions）

为什么我们挠自己的胳肢窝不觉得痒？

请容忍我的错字连篇。皮平正躺在我的笔记本电脑上撒娇，我打不出字母_来。抱歉，我想说的是字母_。

糟糕——字母"W"打不出来了。你懂我的意思了吧？**

因为你清楚事情即将发生。大脑只有在留意到皮肤上出现意想不到的古怪触感时才会做出反应（比如有只巨大的食人狼蛛正在咬你），所以被人搔痒才会感觉那么古怪/美好/可怕——你可以视自己的情况选择合适的形容词。但挠自己的胳肢窝时，大脑已经提前知晓了这种感受会发生，就不会做出相同的反应。

---

* "mole"有"痣"和"鼹鼠"两种意思。

** 原文意思是把"Question"打成了"Kwestion"，此处为符合中文语境，翻译成把"问（wèn）题"打成了"闷（mèn）题"，所以说"'w'打不出来了"。

为什么皮肤在泡澡时会发皱？

假如有在澡堂或浴缸里泡过很久的经历（希望你没忘带肥皂），你或许留意过自己的手和脚会开始发皱。科学家认为这些褶皱能够在手脚潮湿的情况下帮你更好地抓牢物品——有点儿像轮胎胎纹，帮助车不在路上打滑。不幸的是，褶皱的抓力增强功效只有一点点，恐怕没法帮你像蜘蛛侠一样徒手爬上高楼大厦。

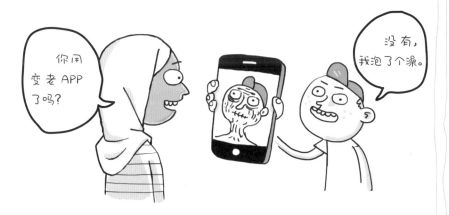

为什么看到别人抓痒你也会痒？

看到别人挠痒痒的时候，你很有可能也会感觉痒。大脑以这种方式提醒你注意，不要像此刻浑身瘙痒的那个人一样满身染上小虫。有些人甚至一看到"痒"这个字就会开始痒。痒！（有效果吗？别挠太凶了——可别抓伤你可爱的皮肤。）

"真屎"与否（True or Poo）？

挤痘痘会让情况更糟。

真的 很抱歉，这是事实，就算想挤得不得了，挤痘痘也恐怕是最糟糕的做法。它会让你失去免疫，直面感染——居住在皮肤表面数十亿的细菌正巴不得到底下免费度个假。挤痘痘甚至可能留下瘢痕。我警告过你了！

同卵双胞胎有相同的指纹。

假的 我猜他们不能算是真的"同卵"。你的指纹是独有的，和地球上其他数十亿人都不一样。这是因为指纹是由你出生之前发生的大量事件共同决定的，比如你在母亲子宫里躺着的姿势。

医生会用蛆虫帮助伤口愈合。

真的 恶心，但真实。假如医生需要去除病人皮肤上大量已死去或感染的组织，他们就可以调用蛆虫干活。将蛆虫放到伤口上，它们会呕出特殊的化学物质，帮助分解坏死的肉，随后全部吃光。你没听错，它们先吐在你身上，随后不仅吃掉你身上的活物，也吃掉自己的呕吐物。总结来说，蛆虫是医生的好帮手，但最好不要和它们共进晚餐。

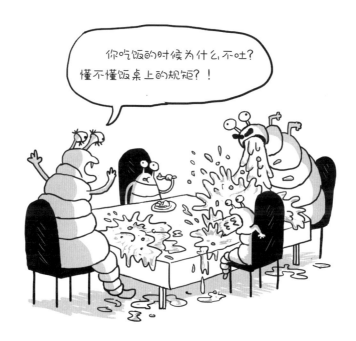

吃太多胡萝卜会使皮肤变成橘黄色。

真的 如果你在很长时间里一车接一车地吃胡萝卜，那么你的血液中会充斥一种名为胡萝卜素的物质，导致部分皮肤（比如手掌心）变成橘黄色。疗法也很简单——不要再吃那么多胡萝卜！

第二章
心　脏

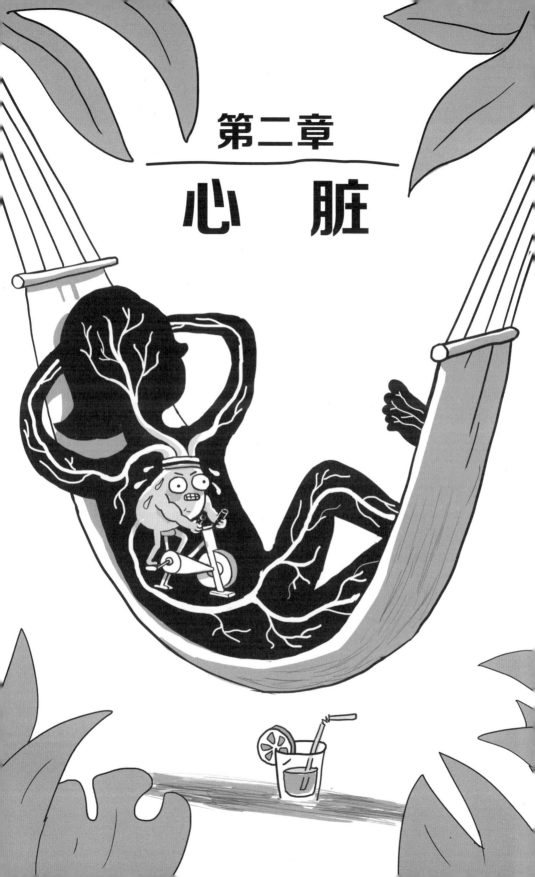

你是否有时会听到一阵微弱的鼓点声？或许是在你跑来跑去的时候，又或者是你独自一人安静地坐在关掉电视的房间里时。你知道那是什么声音吗？没错，就是临街小张练习定音鼓的声音。我希望他别练了，搅得人根本睡不着觉。

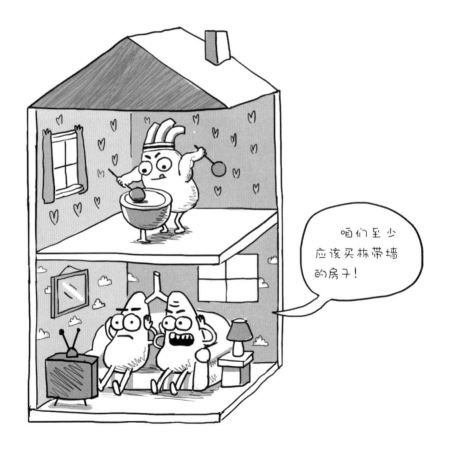

　　我说错了。那个声音实际上来自心脏——它坐在胸腔中，吵吵闹闹地做着事。没什么了不起的。

不过，当然了，它确实很了不起，就像汽车没有引擎难以启动，你不干掉一大包薯片（保险起见，还是准备两包吧）就没法开始写作业一样，身体里没有哪件事离得开心脏。考虑到心脏只有拳头大，它能表现成这样还不赖。

心脏是身体中体积第五大器官。第四大器官是肺——不过它们应该因为欺诈被淘汰，毕竟它们是一对儿。第三大器官是那个聪明的老小子——大脑。排名第二的是你的那一大块肝脏，而排第一的则是那块被拉扯得很长的古怪包袱皮——你的皮肤。

如何工作

心脏是一块肌肉，有点儿像你胳膊和腿上的那些肉块。不过心脏的特殊之处在于，你可以选择何时鼓起肌肉，心脏的跳动却无须你的许可。它这种态度倒是没错，因为就算在你睡觉时，心脏也一秒都不能停歇，否则……后果很严重。况且身体里没有任何器官能在危急时站出来顶替它的工作——对于心脏来说，压根儿不存在什么代课老师的角色（有趣的事实：直到14岁，我才知道那个名词是"代课老师"，而不是"带客老师"。我能考上医学院真有点儿奇迹的意思）。

　　心脏位于胸腔中稍稍偏左的地方，被安全地夹在两肺之间。不知是谁最先把心形设计成了"♥"的样子，他/她真该被解雇。

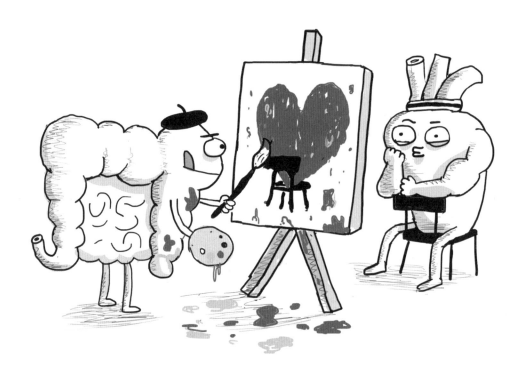

　　你的心脏呈现墨水滴在纸上的污点形状，而且绝不是亮粉色。它是暗红色，或者可以说是血红色的。好吧，绝对可以说是血红色的，因为你身体里的每一滴血液都要通过心脏。

这就是心脏泵动的作用——将血液输送到全身。你可能好奇它为何要这么做（说实话，如果你一点儿都不好奇，请直接合上此书），并非因为心脏不像你一样拥有一台Xbox牌游戏机，它只好靠些古怪爱好打发时间，而且一切都和氧气相关。从舌头到大拇指，再到屁股蛋，你身体的每一毫米都需要氧气才能存活，心脏的作用正是确保氧气能够被输送到各个部位（抱歉，我扯了谎。你身体的某个部分完全不需要血液——它叫角膜，就是你眼球外侧的那一层。它确实需要氧气，但可以直接从空气中获取。总有人想鹤立鸡群，呸！）。

心脏分为左右两部分，每部分又分为两腔，那么，心脏一共有几腔？没错，一万六千两百三十八腔。等等——我按错计算器了。其实是四腔。心脏的四腔就像一栋房子中的四个房间，只不过这个房子有点儿恶心，里面全都是血。而且这些房间太小了，住不下人——除非你是只苍蝇。不过你应该不希望有苍蝇住在心脏里吧。这会导致一种非常严重的疾病，称为……呃……心房驻蝇综合征。

血液从左侧进入你的心脏，首先进入上腔（被称为心房），此时的血液因为刚刚经过肺部，其中充满了可爱的氧气。它接着向下流到底腔（被称为心室），在那里接受伟大的一挤，随后嗖嗖沿着被称为动脉的管道抵达全身。那么血液如何知道沿正确方向前进，而不会倒流进肺里呢？

选择1： 卫星导航

选择2： 它留下了一道面包屑路径，这样就不会迷路

选择3： 瓣膜

如果你选了1或者2，请到垃圾桶里去罚坐十分钟。血液能按正确方向前进是因为心脏中有瓣膜，在阻止血液回流的同时，也会引起一种不太愉快的血液飞溅声。

当氧气被送抵鼻子、脚趾、嘴唇和屁股蛋后，血液就像送报邮差一样飞快地和你说"嗨"和"拜拜"，随即调头去收集更多的氧气了。此时血液不会通过动脉回流，因为身体使用的是一套单程系统——类似大人在开车时经常会嘟嘟囔囔的那种单行道。血液是通过另一种被称为静脉的管道回流的。静脉会让血液在心脏右侧下车，而且还是先汩汩流入心房，随后进入下面的心室，在那里遭受小力的一挤，然后喷射到你的肺里。此时无

血液循环

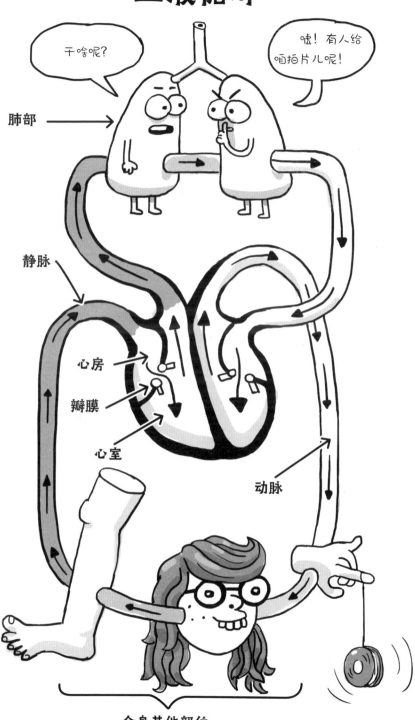

如果你把身体中全部动脉和静脉掏出来、头尾相接放在地上，它们大概能绕地球三圈。请别这么做！你会把所有地方都弄得一团糟，我可不会跟在你屁股后面收拾。

须挤得那么用力，毕竟肺就在隔壁。当血液再次被甜美的氧气充满后，它可不会待在原地闲晃——谁愿意把时间浪费在无聊的肺里呢？（得罪了，小肺。）

与此相反，它们此刻会立刻跳回心脏左侧。此时你身体中的血液就算完成了一圈完整循环，但是和刚玩完马里奥卡丁车（Mario Kart）的你不同，心脏没法休息十分钟，喝上杯牛

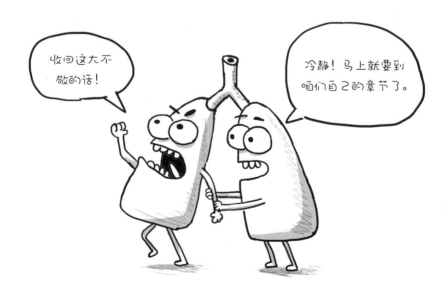

收回这大不敬的话！

冷静！马上就要到咱们自己的章节了。

奶，而是立刻开始新的一泵——工作狂。

不过别担心，你的心脏完全能泰然自若处理这一切。你所听到的鼓点声就来自这里，而且在你余生中它还将继续敲下去。每次敲击声都来自心脏的挤压动作，随后将血液嗖嗖送遍全身。**巴东。巴东。巴东。**稍等我一秒。

能不能别弄你的破定音鼓了，小张？这儿有作家正在写书！

你的心率

你的心脏如何决定跳动的频率呢？

好问题，凯叔！

非常感谢，凯叔。

不客气，凯叔。

你的心脏实际上是由电流控制的。幸运的是，它没有装着一块可能随时没电的电池，所以你不用着急忙慌地去找那根被你随便乱丢的充电线。心脏所用的电流和电视、吸尘器或者机器人管家所用的是同一种类型。

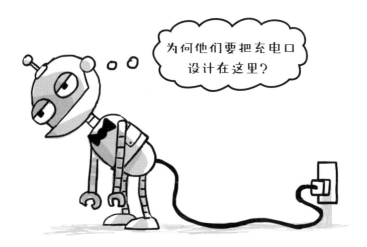

为何他们要把充电口设计在这里？

这意味着，你的身体可以向心脏发出信号，告诉它以何种速度搏动。假如只是坐在沙发上看《英国最无聊颜料全集》（*Britain's Most Boring Paint Colours*）节目，你的心跳大概在每分钟八十次（略快于一秒钟一下）。但假如你准备做些有活力的事情，比如在花园里跑步、踢足球，或者和大猩猩掰腕子，那么突然间你的腿部和胳膊肌肉会需要大量氧气，从而要求心脏泵血速度加快，此时心率就会加快。聪明吧？

就像不断和大猩猩掰腕子能够使你的胳膊肌肉变强壮一样，你的心脏肌肉也能通过锻炼变得强壮。

所以，当大人要求你去锻炼时，他们至少这时候是真的为

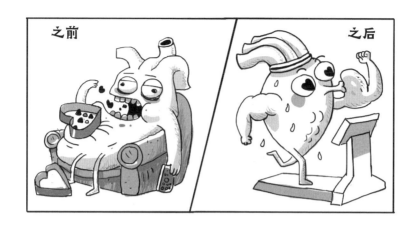

之前

之后

了你好。（带皮平出去遛弯儿就是一种不错的锻炼方式。怎么样？去吗？向你保证，它不会吐一地，然后再把呕吐物吃掉……大概吧。）你得保持心脏健康又健壮，希望我讲了这么多能让你明白，这块泡在血里、看起来挺恶心的带电大肌肉块，其实挺重要的。

虽然把心脏掏出来称几斤几两十分危险，并会导致现场一片混乱，但测量心脏的跳动速度十分安全、简便。这个过程叫**号脉**。有些动脉距离皮肤表面很近，你能感觉到血液在下面嗖嗖而过，每嗖一下，就是心脏跳动一次。

最方便测量心率的地方就是你的手腕。只需要准备一块手表（或一只钟，或手机上的计时器）和一个手腕——最好是带脉搏的手腕。

号脉

1 伸出左手，手心朝上，好像盼望着有人会把一块巧克力放到你手里。（谁知道呢……）

2 将右手食指和中指（就是拇指旁边那两根手指——对上课睡觉小孩的温馨提示）放在左手腕（拇指根部往下一点儿的位置）。

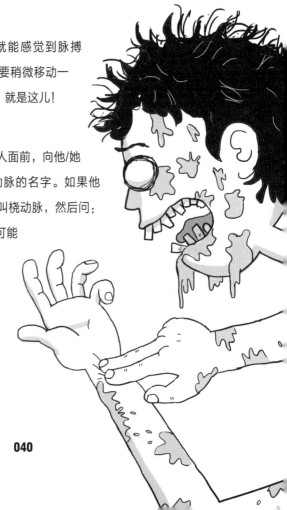

3 轻轻向下按，差不多就能感觉到脉搏了。假如感觉不到，你可能需要稍微移动一下手指，或者按得再深一点儿。就是这儿！

4 摆好这样的姿势跑到大人面前，向他/她提问是否知道你所摸的这根动脉的名字。如果他们不知道，你可以告诉他们这叫桡动脉，然后问："你到底上过学没有？"他们可能会把你关在卧室里禁闭三年，到时可别怪我。

5 现在对着手表数60秒，同时数着心跳的次数。完事了！

如果能按上面的步骤顺利完成，那么恭喜你，你距离成为一名职业医生只剩四分之三的路要走了。

你可以试着小跑几圈，看看之后的脉搏是多少——可能比正常水平要高一些。你可以尝试给朋友或父母号脉，或朋友的父母，或朋友的父母的朋友。但千万不要给你家的猫号脉，它会挠你的。而且我并不完全确定猫有没有手腕。（糟糕，不该写到猫的，皮平又狂躁了。）

健康的心脏

我们必须格外精心地照料心脏——因为它只有一个。每人一个，我的意思是，不是所有人共有一个，就像小时候班里养的仓鼠。除了通过运动使心脏肌肉保持强壮外，这里还有些其他诀窍，能帮你的血液泵动久一些。

假如心脏能说话，它绝对会告诫你多吃健康食品。我懂，我懂，西兰花真的很难以下咽，大嚼特嚼像停车三角锥一样大的一桶爆米花，或者啃掉像你家防盗门一样大块的巧克力才够劲儿。这些东西你可以吃一些，但一定要和水果、蔬菜等食物的摄入量

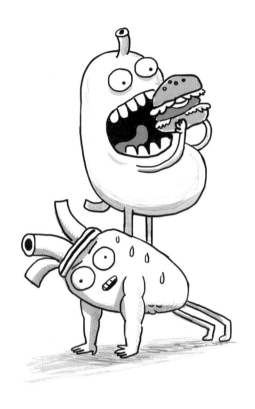

保持平衡。但为何心脏要关心你吃些什么呢？这应该是胃的职责才对吧？是这样，假如你成年累月吃掉了许许多多不健康或脂肪含量很高的食物，长大成人后，你吃掉的这些脂肪就可能进入动脉，把管道堵住。想象一下吹竖笛——你吹口气，空气通到另一侧，发出可怕的声音（你真的得多练练）。现在，想象有人往你的竖笛里灌了些烂泥，吹起来就会困难，并发出前所未有的可怕声音。脂肪在动脉中堆积就是这样——血液将很难通过，氧气因此很难到达全身。

　　这种情况被称为**心血管疾病**——心血管是个简洁的医学名词，指的就是心脏、动脉和静脉。医学界有不少简洁的名词，心——血——管，简单三个字就涵盖了那么一堆东西。

心血管疾病会让你没法再做自己喜欢的事情，也会让你郁郁寡欢，所以最好从现在开始，养成爱锻炼、只将大吃大喝留给生命中的特殊时刻，以及和小卷心菜做朋友的习惯吧。其他可能导致心血管疾病的习惯还包括吸烟和酗酒。我不想让你对这本书兴致全无，但请做好被说教的准备——吸烟和饮酒会对身体不同部位造成许多伤害。

心脏上的洞

每三百人中就会有一个人的心脏上有洞——这意味着你身边大概就有这样的熟人。别焦虑，这个洞不是长在前胸上，像消防水龙头一样把血滋到每个人身上。这个洞通常在左右心房或心室之间，意味着含有氧气和不含氧气的血液会混在一起，造成混乱。幸运的是，大多数破洞很小，而且能自己闭合（没错，你的身体拥有自愈的魔力），但也有些人需要接受手术，手术通常在他/她一岁前进行。婴儿的心脏就像一颗草莓那么大，所以修补里面的洞需要非常灵巧的手，还要用到很细的针线。

如果心脏停止跳动

心脏停止跳动的情况非常严重，遭遇这种情况的人需要立即得到医治。通过使用一种名为除颤器的设备，心脏有可能再次恢复跳动。你可能在电视剧里见过这种机器——有人心脏发病倒下了，医生把几块垫子放在那个人的胸膛上，后退几步，大喊"都离开！"，随后病人就乱颤着活了过来。除颤器的原理是给予心脏电击，因为心脏的工作需要电流（还记得吗？），这么做有时候可以帮助它重新恢复跳动。

假如心脏停止跳动时你身边没有除颤器，也可以通过CPR，也就是心肺复苏术（Cardiopulmonary Resuscitation）帮助它重启。这是通过按压胸部帮助心脏恢复泵动的方法，有时还需要一边急救，一边向倒下的人口中吹气。为什么不问问学校，让他们组织一堂教授CPR的课程呢？（绝对比学分数有意思，而且可以用来救命。）

移植

移植指的是某人非常慷慨地把属于自己的器官捐献给另一个

器官坏死的人。对于那些数量大于一的器官，例如肾脏，有可能由一个活人捐给另一个活人。但是，由于你只有一颗心脏，而且僵尸只是传说（但愿吧），心脏只能由去世的人捐献。第一例心脏移植手术发生在1967年，而今天，地球上每两个小时就会有一个人接受心脏移植（我的意思是不同的"一个人"，而不是同一个人反反复复接受一大堆心脏）。

一台心脏移植手术大概需要四个小时，所以假如要动手术，你一定要提前吃饱早饭。（不过我强烈建议，除非你上过医学院，否则不要随便给别人做心脏移植手术。退而求其次，至少在动手前好好看上几个专业视频。）

蓝鲸有一颗巨大的心脏，你甚至可以站在上面。不过我建议你提前戴好水下呼吸管。还有一种果蝇，它的心脏只有沙粒大，不过一分钟可以跳超过800次——要给它号脉的人小心了！

心脏病

和身体其他器官一样，心脏也需要氧气。虽然每天有大量的血液要从心脏通过，但心脏肌肉事实上并不能从这些血液中直接获得氧气——它有自己的特殊供氧通道，名为冠状动脉，这些动脉蛛绕在心脏上，就像……呃……蛛丝一样。心脏病指的就是冠状动脉被堵塞、心脏无法获得用以工作的足够氧气。

如果有人犯了心脏病，他/她通常会感觉胸口痛，就像一头大象正坐在他/她的胸部，有时还会伴有下巴、胳膊或腹部（就是你的肚皮）疼痛。心脏病还会引发多汗、恶心，或者呼吸急促。

心脏病是非常紧急的疾病，假如不幸遇到有人发病，你得立刻拨打120叫救护车。

凯的问题

你能制造人工心脏吗？

我试着想把键盘缝里的呕吐物剔出来，但有些按键还是不好用，真烦人。

可以！呃，不是我本人可以。我的动手能力非常差——有实例为证，我曾花了三个星期，想在马桶上面安装一个置物架，可到现在还没完工。但有些聪明的科学家利用塑料制造出了人工心脏，它也能向全身泵血。人工心脏的造价和法拉利一样，下次碰到的时候最好不要随便踩两脚。

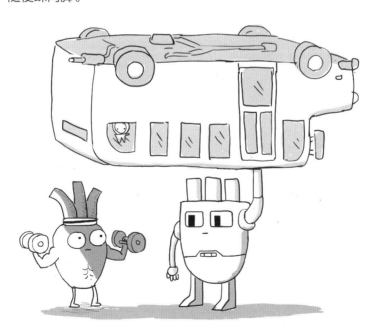

心脏每天能泵多少血液？

　　超过七千升，足够填满九十个普通单人浴缸，满到浴缸边缘充溢着血液。（请别模仿。）

一生中心脏会跳动多少下？

　　差不多35亿次，真的很多，比这世界上猫、狗加起来的总数还要多。不过你的心跳数不是固定的，不会用完后直接宕机。事实上，越多通过锻炼让心脏快速搏动，它的使用寿命越长！

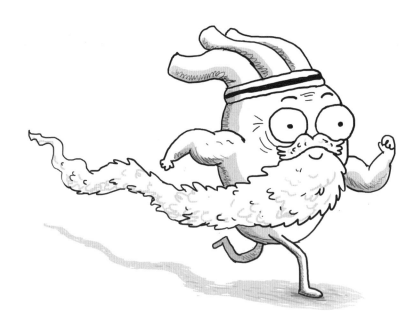

"真屎"与否？

打喷嚏时心脏会停止跳动。

假的 很多人以为这是真的，实际上完全是胡编。假如这是真的，过敏性鼻炎流行时，医院急诊就得爆满了。

心脏是你身体中第一个发育的器官之一。

真的 还记得你只有一颗糖豆大的日子吗？不记得了？唔。我也是。好的，随便吧，你的心脏那时候就出现了，远早于懒蛋肝脏和慢性子脊椎。

有些人的心脏长在身体右侧。

真的 罕见，但可能发生。事实上，给一万个人做X光片，才能发现一个心脏长在右侧（右错）的人。有个言简意赅的医疗名词形容这种情况——右位心。我不禁要再感叹一遍：是谁起的这些名字？

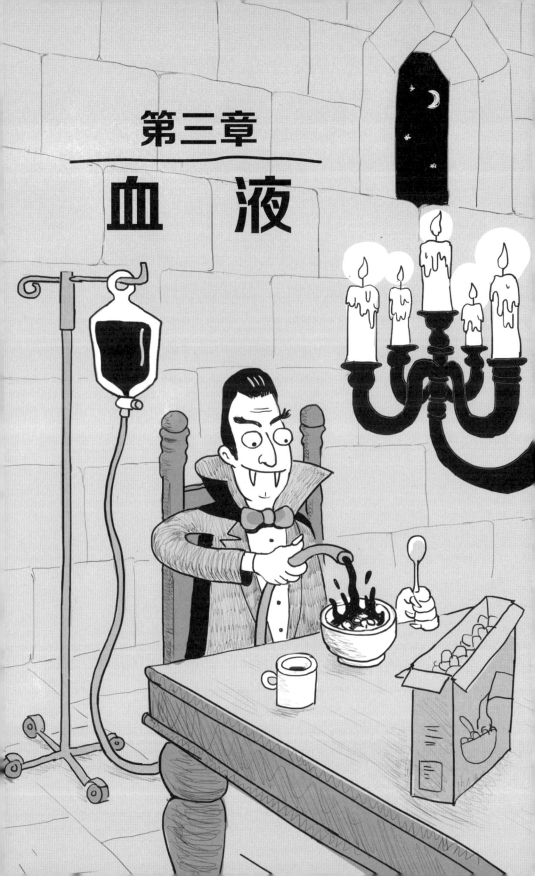

第三章

血 液

咱们来聊一聊流动在每个人身体里的那些黏糊糊、湿哒哒、半流质的红色液体。这种液体是少数你能够亲眼瞧见的身体构造物，所以我猜你可能想多了解它一点儿。

割伤自己的时候，血液总会探出头来和你说声"哈喽"，但它并非如此肤浅：血液是提供生命的能量果汁——你离不开它。不过先把话说清楚，它不是真的果汁——真的，真的不要喝（这个建议对于吸血鬼不适用：各位可以敞开喝，只要不吸我的血就行，拜托。对了，我告诉你午餐我吃的是大蒜三明治了吗？）。

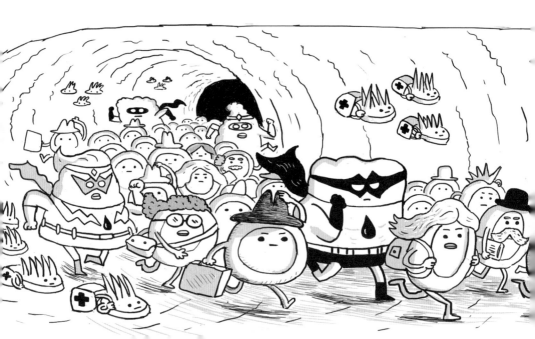

血液的作用

我们都知道血液一天到晚在身体中急流勇进，但它究竟在干什么？你可以把它简单理解为一套运输系统。

记得在地铁站看到的那些路线图吗？上面显示着各式各样消失于不同方向的路线。没错，血液的作用跟它们差不多。而且就像火车把各种各样的人（可怜兮兮拿着公文包通勤的上班族、不断用巨大双肩背包挤你脸的游客、吃够味儿金枪鱼三明治的人）运往各处，血液也将不同物质运送到身体各处。举例来说，氧气需要被送往全身——从最上面的大脑，到最下面的……脚趾。此外，血液还运输身体所需的燃料（学名叫营养素），将其从消化

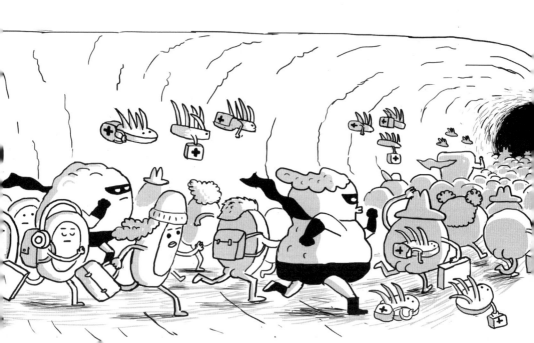

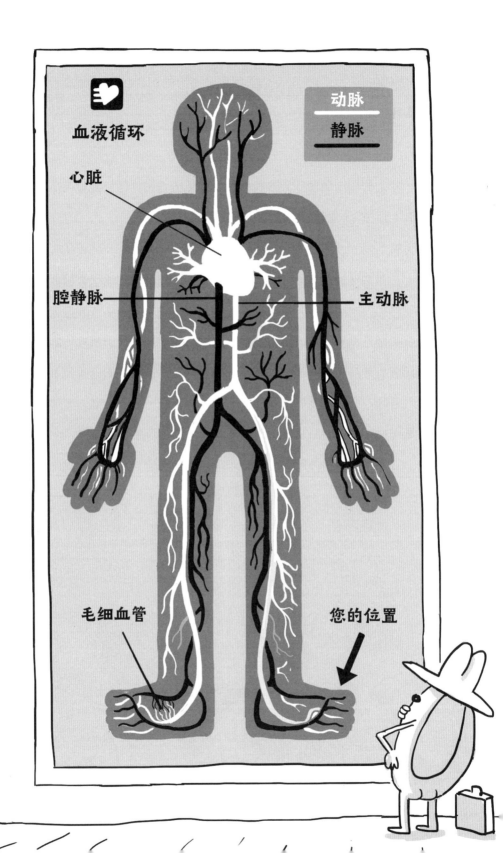

器官（指的是你的胃和肠，和消化饼干没有关系）运到需要的地方。还有细胞产生的废物，也由血液负责运输出身体。不过和铁路运输不同，血液全年无休——即便在你睡觉的时候。而且它还能保护你不受疾病攻击！所以说，血液集快递、垃圾回收和安保功能于一身。哦，它还是个集中供暖系统，和好闺蜜——皮肤一起工作，让你的体温能够长期保持在可爱的37摄氏度。当然了，血液还是一种"可口的"饮料。（如果你并非吸血鬼，请忽略最后一句。）

血液如何四处流动？

你并非一只充满血的大气球——但愿如此。血液通过一个不可思议的网络在体内流动，它们的名字是动脉和……你还记得吗？没错，答对了——动脉和铁郎-6000*。不，等等，这是我机器人管家的名字。正确答案是动脉和静脉。

---

* 铁郎（Mr. Butlertron）是科幻动画片《克隆高中》（Clone High）中的一个机器人角色。

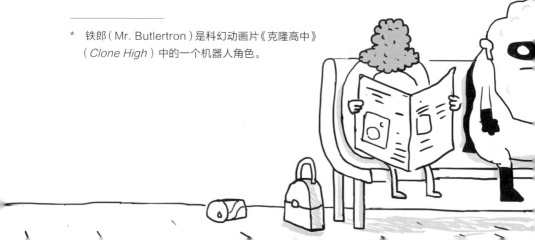

动脉

动脉是将充满氧气的新鲜血液从心脏运往全身的管道。那根直接从心脏伸出的动脉叫**主动脉**，是所有动脉中型号最大的。

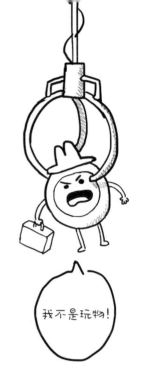

我不是玩物！

假如用道路来比喻，它就是双向十车道高速公路，路边有巨型服务站，里面有各式餐厅可供选择，还有可以赢绒毛玩具的娃娃机。从心脏伸出后，主动脉几乎立刻分叉为中号动脉，中号又分叉成小号——可能有点儿像你家所在的那条街道，只有一两条车道宽。距离心脏越远，主动脉就越细。到了脚指头，它变得极其纤细——就像勉强能推着自行车通过的羊肠小路。动脉壁具有弹性，能够伴随心脏泵动血液而舒张，有点像水龙头大开时被水灌鼓的橡皮软管。

静脉

静脉是血管的另一种主要类型。动脉输送完氧气后，静脉就插手进来，负责将用完的血液运回心脏。最开始静脉十分纤细，就像小鱼都得排成一列才能游过的小溪。随着距离心脏越来越近，静脉变得越来越粗，最终成为可供河马泡在里面打发时间的大江大河。

在古希腊语中，动脉的原意是"包含空气"，因为数千年前的医生认为动脉是充满气的管子。说真的，他们能干点儿什么？

其中最大的一条，也是直通心脏的那条，叫**腔静脉**。腔静脉的拉丁文是Vena Cava，意思是……唔，我也不太清楚——我对拉丁文不熟。原意大概是"巨大的静脉"之类的吧。我有些后悔写这段了。由于血液流经静脉的速度没有那么疯狂，静脉也不必像动脉一样强壮——静脉壁更薄，有些弱不禁风（请别告诉静脉，我私下说它们弱不禁风）。

其实还有第三种血管，被称为毛细血管——我差点儿忘了，因为它们纤细到微不足道。毛是一种微型昆虫，靠吃树叶为生，有一天会蜕变为美丽的蝴蝶。抱歉，当我没说——那是毛毛虫。

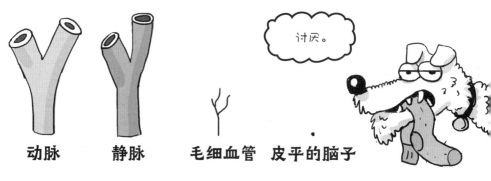

动脉　　　静脉　　　毛细血管　皮平的脑子

讨厌。

057

我把字典读串行了。

毛细血管是最微小的一种血管，位于动脉和静脉之间。它们的血管壁非常薄，薄到氧气和燃料能够直接钻出血管壁去往需要的地方，就像鬼魂能穿墙而过一样（医学警告：如果你本人并非鬼魂，请不要尝试穿墙而过。我今天早上试了一下，现在额头很酸）。

血液由何组成？

血液中有三种血细胞：红细胞、白细胞、血小板。

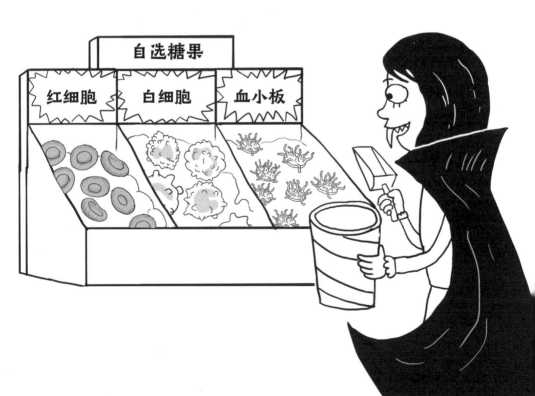

血小板大概是黄不啦唧的颜色，但出于某种原因，它没有被命名为黄不啦唧细胞。它被称为血小板，是因为形状有些像微型板子——看来起名的人不怎么有想象力。听说有个命名委员会专门负责这些事情——让我查查资料，然后讲给你们听。

这三种细胞都在名为血浆——恶心而重要的流质物中游动，这样你的血液才能流动顺畅，而不是成为一坨可怕的血泥。

红细胞

就像名字所（暗）喻的，这种细胞呈红色。事实上，正是它们决定了血液的番茄酱红色。红细胞在血液中最为普遍：一滴血中包含超过五百万个红细胞（顺便一提，五百万可是个大数字，这几乎是你两年中说出的全部词汇的总和——假如你是饶舌歌手的话）。在显微镜下观察红细胞，你会发现它们是圆形的，但有些扁平，就像不小心被坐扁了的软糖，或者漏了不少豆子的沙包。靠着血红蛋白——一种能储存氧气的帆布背包，红细胞能将氧气运送到全身。

请坐好，我要分享一个坏消息：红细胞活不了太久。事实上，它们大概四个月后就会筋疲力尽而亡。哎哟，我还以为你得挺难过的呢。没礼貌。在为期四个月的生命中，红细胞会在你身体里跑大概三百英里——差不多是从白金汉宫到埃菲尔铁塔的距离。怪不得它们会累死。幸运的是，通过屁股蛋，身体能不断制造新的红细胞来取代旧的。不好意思，我不小心写成了屁股蛋——这章怎么感觉这么不顺。我是想说骨髓。虽然你的骨骼很硬、很结实，但它的内里是一种柔软的糊状物，叫骨髓，红细胞宝宝就是从这里来的。

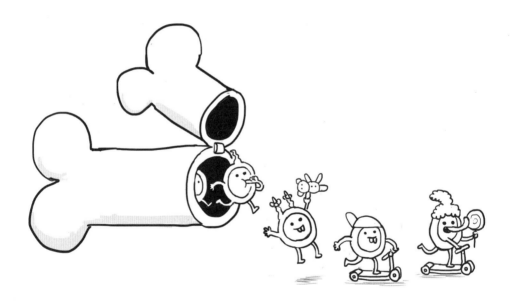

正是因为有骨髓，狗才会觉得骨头很香。不过要再重申一遍，皮平觉得臭袜子也很香，我劝你还是不要细想。

甭管怎么说，谁知道那些帮你保持人形的骨头实际上还是能够造血的惊喜小屋呢？问问你父母红细胞来自何处，假如他们不知道，就罚他们在门口丢脸地站上一个小时。

白细胞

猜对白细胞是什么颜色的人可得不了奖，但你知道它们是什么形状的吗？圆的？方的？三角形的？还是你数学老师鼻子的形状？没错——这些答案通通正确。白细胞的形状总在不断变化，就像是用培乐多橡皮泥捏成的。白细胞的数量没有它的红哥们那么多，不过它依旧很重要。白细胞是你身体里的愣头青——一群由超级英雄组成的迷你军队，帮助你对抗疾病。日复一日，它们在身体里巡逻，侦察可能导致你生病的微生物和其他坏东西。白细胞分为不同类型，每种都针对不同微生物而设计——有些针对细菌，有些针对病毒，还有些针对寄生虫。（说真的，该考虑的你的身体都考虑到了！）

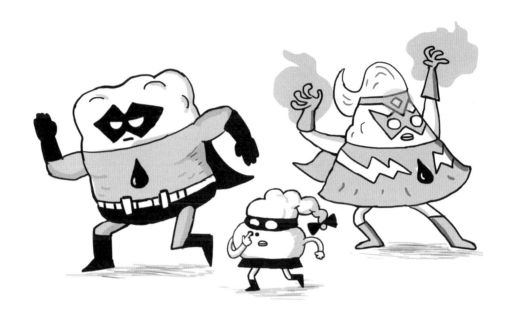

　　白细胞是无情的杀手——看到异物就会立刻将之摧毁。战斗过程中，白细胞会向血液释放化学物质，导致体温骤升。这是因为微生物更难在较高的体温环境中存活——我保证，这是件好事（虽然这会让你感觉自己像大中午躺在热带沙滩上，穿着巨厚的毛衣，身旁的大火炉上还烤着棉花糖一样）。

血小板

　　血小板总是成队出现，它们的工作是帮助血液凝结，也就是帮血液凝结成一大块。

显然你不希望这样的事情发生在血液正常流动的过程中，但只要遭遇意外，或者割伤了自己，血小板就会立刻展开行动。呃，好吧，也不是立刻，它们先给你片刻时间尖叫，并且看着自己的血流得到处都是。随后它们才会把自己弄得黏糊糊的，前去堵住血液喷涌而出的那个口子。伤口越大，来的血小板朋友越多。不像我那些总忙着睡觉或看电视而忘记回复信息的朋友，血小板绝不会置好兄弟于不顾。

血浆

血浆这个词听起来带劲，实际上却很平庸。你眼前可能会闪现出一片咕嘟冒泡、危机四伏的沼泽地，实际上它不过是供所有血细胞游动其中的液体——而且看起来很可疑，很像小便（我和几位科学家聊过，他们向我保证：绝对不是小便）。除了帮助血液形成我们熟悉的流质状态，血浆还负责运输身体所需的全部营养素，以及运送荷尔蒙——身体的信号系统（有点儿像细胞版的Whats App[*]，不过荷尔蒙在无线网络坏了时依旧可以用）。

---

[*]　一款功能类似于微信的软件。

失血之后

　　假如摔倒后弄伤了膝盖，你的身体会非常擅长重新制造你失去的那点儿血。就像机器人管家电量不足了一样，只要插上插座，它不久就能满格复活。受伤时，身体通常能够通过制造更多血液来弥补失去的那些，让一切岁月静好。但有时人们也会在严重的事故或高难度手术中失去大量血，导致身体无法快速进行弥补。失血过多非常危险——你现在明白血液有多重要，并且是如何给身体各处提供氧气的了吧？但帮助就在身边。假如需要充值，你可以求助于输血。

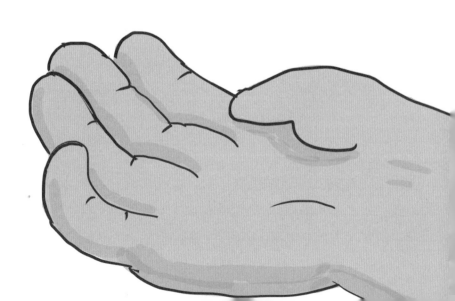

输血这主意非常简单：拿一包血液，通过静脉注射进某人的胳膊。那么血液来自哪里？当然是其他人的！放轻松，不是在他们夜里睡觉时偷来的，而是他们自愿捐献的。你可能向慈善商店捐过旧玩具或书籍，献血基本上是同一码事。最大的区别在于你不需要自己准备塑料袋，只需要去往特殊的捐献中心，在那儿，护士会把你和一根管子绑在一起，从你身体里抽些血出来——数量不多，大概几小杯容量。与此同时，你身体里还剩下一大堆血液，所以献血并不会危害普通人的健康。献完血后，他们甚至会送你一块饼干（抱歉，我真的没法向你承诺具体是哪一种饼干）。而且比饼干更棒的是，你知道自己可以救别人一命。

你救人命的概率能有多高？恐怕一生才能遭遇一两回。当然，除非你是蝙蝠侠（如果你真的是蝙蝠侠，那个，请把车借给我好吗？你的车看着比我那辆好玩多了）。

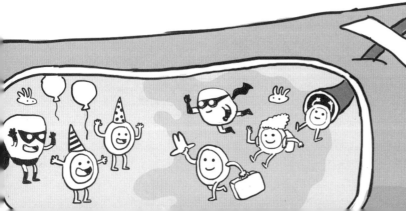

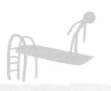

在英国，每年需要约
一百六十万袋血液——足够
填满一个够大的游泳池了（不
过把这么多血都倒进游泳池实
在浪费，他们最终决定还是用在
病人身上）。

不过，十七岁以下的
未成年人是不被允许献血
的[*]，等你到了那个岁数，
请认真考虑这件事——它
带来的意义难以言喻。

---

[*] 我国献血法规定的最
低献血年龄是十八岁。

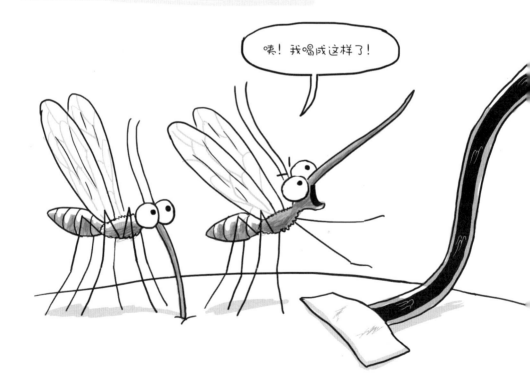

血型

牛有超过八百种血型，如果我是在为牛写书，这一章会变得非常长。（书名或许要改为《母牛解剖学》。）

不同的人拥有不同的血型，就像拥有不同颜色的瞳孔、不同长度的舌头，或者有人擅长写书（比如我），而有人提起笔来绝对一团糟（比如我兄弟）一样。

医生输血前首先要知道病人的血型，这一点非常重要，因为有些血型之间相处得不太融洽（就像我兄弟看到上一段后不会和我太融洽一样），会使被输血者陷入危急情况。人类的四种主要血型分别是A型、B型、AB型和O型（你可以记成苹果、香蕉、橘子和其他水果型，或者就按原名来记——别闹，你能做到的）。其中O型很特殊，因为世界上所有人都可以接受O型血输血。这种血型就像个特别容易相处的人，比如……你（如果你是个怪咖，请忽略这句）。

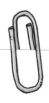

凯的问题

如果结痂是血构成的，它为何是硬的？

还记得血小板吗？那些第一时间冲到伤口现场的板子形护理员，并通过黏糊糊的方法阻止血液外流。好的，完事后，血小板会留下网状纤维蛋白，这种非常坚硬的物质就形成了你熟悉并最爱的结痂。下次大人再吼你不要抠结痂时，你可以告诉他们这东西的学名叫网状纤维蛋白。但大人说得对——你确实不该抠。结痂能抵挡外部微生物，在皮肤进行自我修护时提供保护。一旦皮肤痊愈，结痂（不对，我的意思是网状纤维蛋白）就会自己脱落。

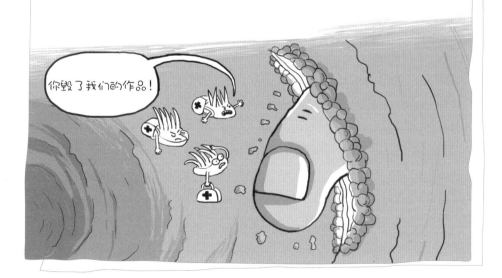

血液是红色的，为什么静脉是蓝色的？

你的静脉其实是红色的，只不过从外面看像是蓝色。这是皮肤吸收光线后形成的视错觉。人类的血绝不可能是蓝色……不过蜘蛛、螃蟹和鱿鱼的血的确如此，这是因为它们不用血红蛋白——而是用血蓝蛋白——来运输氧气。（加分题：毛毛虫的血是绿色的！）

为什么有人会晕血？

因为血很恶心。哦，你想要更科学的答案？好吧。假如你开始焦虑，大脑会沿着神经（做笔记的人请记好：迷走神经）发送让你冷静下来的信号。这样做的效果之一是减缓心跳。但有时候它做得太过了，就会突然间……咣当——"嗨，地板你好！"没什么可尴尬的，这种事非常常见。实际上，我在医学院上学时就经历过几回……有一次在给一个男人缝手臂时我就晕倒了。不妙！幸运的是，我没摔破头，把自己变成被缝的那个。（顺便一提，另外有人来照顾那位可怜的男士了。他没坐在那儿等着血流成河。）

"真屎"与否?

今天的医生还在使用水蛭。

真的 数千年前,医生还不太了解身体的运行规则,所以想出了不少异乎寻常(且完全没用)的治疗方法。古时候,医生最中意的方法之一就是使用水蛭,他们认为从心脏疾病到肢体感染,水蛭可以包治百病。水蛭类似丑陋的鼻涕虫(蛞蝓),有张长着

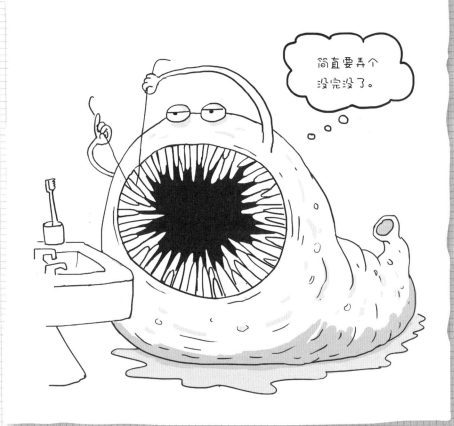

简直要弄个没完没了。

三百颗牙齿的大嘴，而且会吸人血。很久之前医生就不再使用水蛭了（主要由于水蛭杀死了太多病人），但如今它们又有点儿重登历史舞台的味道：外科医生会使用水蛭引导血液流向他们希望的方向。水蛭一顿饭可以吃掉相当于它身体十倍重量的血液，这就类似于你在午饭时一下吃掉两千个汉堡（请别这么做）。

你的血液里有金子。

真的 血液中含有少量金属元素，比如铁、铜和金。不过先别激动——因为它们真的很微量。你得把一整个足球场里观众的血液抽干，才能收集到锻造一枚小戒指的金子（请别这么做，不然我报警了）。

每十个人中就有一个会在一生中接受输血。

假的 事实上，每十个人中有超过一半会接受输血。这又给了我们一个献血的理由：有一天你自己可能就需要别人的血液，因此为他人做贡献很公平。你认为呢？

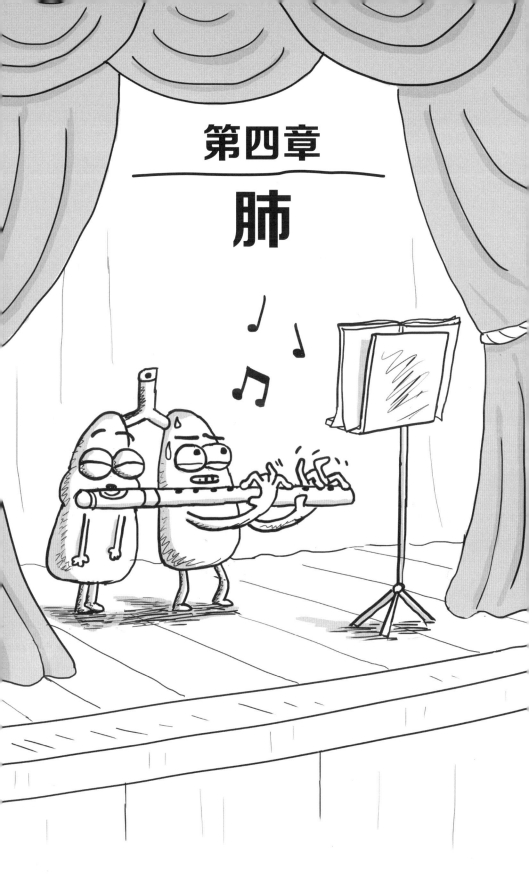

第四章

肺

吸入，呼出。吸入，呼出。除了这些，肺还能干吗？我当然希望一肺可以多用，否则这章就可以到此为止了。所以请坐下，深呼吸，让我们一次性讲明白你的两个气囊。

喘气——或者称作呼吸，咱们得严肃点儿——关乎将氧气送到各个身体组织（tissue）。不是你打喷嚏时用到的那种*（这一点稍后再议），此处指的是身体的组成部分。氧气是让身体各部分——还有你本人——活着的原因。你日常所做的事情，比如运动、吃饭、思考和放屁，都是因为O_2（这个符号指的是氧气，不是手机网络运营商**）的存在才得以实现。

喘气可以分为两步：先吸入新鲜空气，随后呼出不那么新鲜的空气。吸的部分学名叫**"吸气"**（inspiration）（我指的不是你看到歌手、体育明星，或者某个能在一小时内吃掉两百个甜甜圈的人时倒吸一口冷气***）。氧气靠血液运抵全身后，剩下的空气需要被输出，此时氧气已经用尽，取而代之的是二氧化碳（朋友们也昵称它为CO_2）。呼的部分学名叫**"呼气"**

---

* "tissue"的另一个意思是"纸巾"。

** O_2是英国的一大网络运营商。

*** "inspire"也有"获得灵感"的意思。

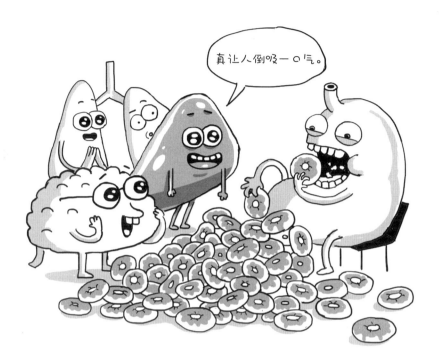

（expiration）（我指的不是甜甜圈上的食品有效期*）。

肺的内部

　　把肺剖开——现在咱们看看喘气的工作原理。空气首先通过你的嘴（那个你怎么也闭不上的大东西）或鼻子（那个你总是用手指抠的大东西）进入。随后来到喉咙——喉咙是个"双代理"，食物和空气都从这里华丽入场，接着分别奔向食道或气

---

* "expire"也有"到期"的意思。

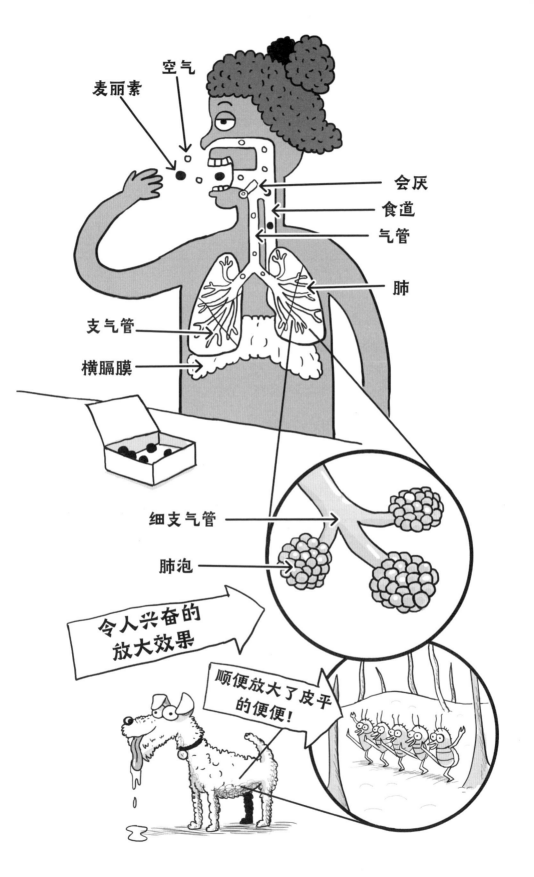

管。走对路非常重要，因此你的气管上方有个小盖子，名叫会厌，能指挥不同的东西各走各的路，就像一位经验丰富的交通协管员。不过会厌并不能保证百分之百指挥正确（谁又能呢？哦，真的吗——你能？让我问问你的老师怎么样……）。下次有食物误入气管，你可以说："各位旅客，由于会厌故障，前往食道的食物现已前往气管。"——不着急，你先咳嗽。

就这样，空气顺着气管（我不懂这个名字为何如此通俗，他们为何不把食道叫"午餐管"？）而下，气管继而分道扬镳，成为两根支气管，每根各自插入你的两个腔，哦，对不起，是两个肺之中。

你的肺是两个粉色、有弹性的物体，差不多……这样，你摸摸自己的肋骨，那就是肺的大小。两肺并非一模一样：左肺稍小，由两部分（被称为肺叶）组成；右肺稍大，由三个肺叶组成。这是因为心脏被包裹在左肺中，肺叶严丝合缝，就像两片湿乎乎的3D拼图。

支气管最初有你的一根手指头粗，随后分为越来越细的小管道，最后成为细支气管——大概只有老鼠的一根手指头那么粗。这些管道被称为呼吸道（如果你是英国人，这些管道则被称为英式呼吸道）。细支气管尽头是肺泡（alveoli），它们是一个个小气袋，类似微缩版的气泡包装纸。别把它和意大利饺子（ravioli）搞混了——后者是正方形的意大利面食，比肺泡好吃多了。如果把你的肺泡铺在地上，大概能填满一整个网球场。不过，我强烈建议你不要这样做，因为肺泡对于肺部来说真的很重要：正是它们负责抓取氧气并将其扩散到血液中，随后心脏才能做好准备将氧气输送到全身。与此同时，肺泡也与血液交换二氧化碳：嗖嗖地把它顺着细支气管送出去——二氧化碳就是肺排出的便便。这个系统非常高效，一切都发生在……呃……你一吸一呼之间。

因为呼吸存在于身体中，它也和身体同温：暖乎乎的37摄氏度。这意味着天寒地冻时，如果对着窗户吹气，玻璃上就会起雾。法律规定，此时你必须用手指写上自己的名字，或者画一幅恶心的小画（仅适用于周围没人的情况）。

和心跳一样，呼吸也是你生命的大背景，不需要花心思多想——有点儿像无人驾驶汽车，或者帮你写作业的机器人管家（说真的，你真不考虑来一个吗？）。

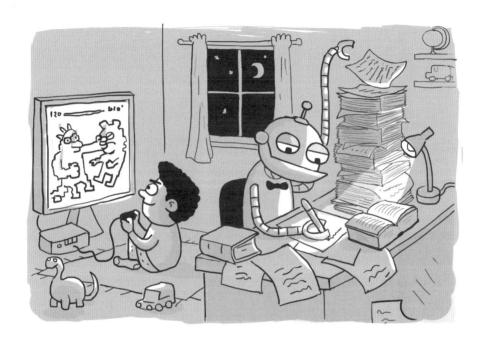

　　大脑时刻监控着身体里氧气和二氧化碳的浓度，以适时指挥肺部在需要时加紧泵气。不用思考呼吸其实是件好事，因为你每隔几秒就要呼吸一次，一天呼吸总数则至少为两万次——总想着它，你就没时间干别的了。而且和其他身体组成部分一样，不借助肌肉搭把……呃……不能说搭把手，你的肌肉也没有手。好吧，不借助肌肉搭把肌，肺部是无法运动的。

　　负责呼吸的肌肉大佬叫横膈膜。关于横膈膜，你需要知道三件事：它是圆拱形的；它位于肺下部；它英文名"diaphragm"
里的字母"g"完全没必要存在*。很显然，之前提到的命名委员
会负责人叫克莱夫——我可能会写信问问这个"膜"字究竟怎么
回事。

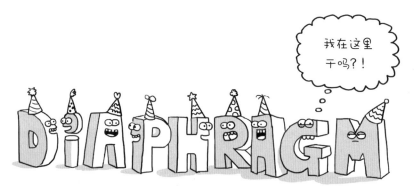

　　身体决定你此刻需要吸入空气时，横膈膜会向下压缩，变得
扁平。呼吸这个动作需要团队作业，所以与此同时，肋骨间的许
多小块肌肉（被称为肋间肌）会推动胸腔向外扩展。这使肺能够

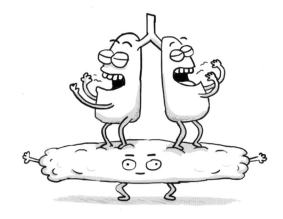

---

*　因为字母"g"在这个词里不发音。

胀得更大，然后吸入空气。

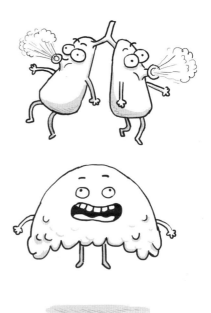

到了需要摆脱脏兮兮的肺便（或叫二氧化碳——如果在考试时提到它，一定要这么写）时，相反的程序将上演——横膈膜重新推回圆拱形，肋骨收缩，肺部变小。就像拿着一只被吹鼓的气球，松开绑带，向内挤压一样——空气会嗖的一下跑光（你也会被丢出生日派对）。

痰

这个部分全是关于痰的。假如你对痰不感兴趣，最好直接翻到下一部分。不过，吐痰的人们，系好安全带——咱们到你最喜欢的地方去兜兜风。

痰，英文学名为"phlegm"（真让人发疯，这些不发音的字母"g"究竟是干什么用的？），它是一种存在于肺中的黏稠果冻状液体。痰可能登不上大雅之堂，但它很重要。

它能帮助你的肺保持整洁、健康。它的黏性能够完美捕捉任何顺着气管偷跑下来的灰尘或微生物。捕捉到脏东西后，痰会顺势而上，利用支气管内侧的细毛一路把自己"弹"到口腔处（哦，不好意思。恐怕你读这部分的时候还没吃完晚饭，没错，你的肺里全是细毛。下回去理发时多约十分钟如何？）。

痰抵达气管顶部时，有时你的喉咙会发出"别闹——什么玩意儿"的声音，随后把它咳出来。但更常见的情况是，你会毫无知觉地把痰吞掉——你此刻也许就在这么做哦。没什么好紧张的，不过是一串美味痰液不断顺着食道落到胃里而已。美味！

两肺每天制造约一升痰液，足够填满三个焗豆罐头瓶。咳嗽时，痰液的飞行速度大概为每小时50英里，这个速度比世界上最快的短跑运动员还要快两倍，或者说它的速度是皮平的十倍。皮平可太懒了。

吸烟

我相信你已经知道吸烟对身体有害了。但还是要再强调一次，吸烟真的对身体有害。事实上，吸烟恐怕是你能对身体做的最可怕的事情之一。那吸烟为什么还合法？这是个很好的问题（干得不错，凯），但我并不知道答案（干砸了，凯）。或许它真不该是合法的。

你的肺部有内嵌的润滑系统，保障呼吸顺滑、愉快，而非咔嚓作响的干燥噩梦。这些润滑剂位于被称为胸腔积液的一团黏液中，帮助肺部在呼吸过程中保持润滑、膨胀。它的原理有点儿像水上滑梯——想象一下自己坐在没有水的水上滑梯上，你压根儿滑不下去，对不对？你有可能会卡在拐弯处。这个水上乐园真烂。

吸烟会以不同方式影响肺和气管，而且绝不能帮你提高格调。在上一部分，你已经读过痰是如何踢出误入气管的坏东西的。吸烟会损伤那些将痰液托举出肺的细毛，痰因此被困在了肺里。这意味着微生物无法被踢出肺去，吸烟者的肺就更容易被感染。这也是吸烟者会发出如末日般骇人、如皮平呕出晚餐般可怕的咳嗽声的原因。

我们会在后面的章节里聊到癌症，但我猜你早就知道了，癌

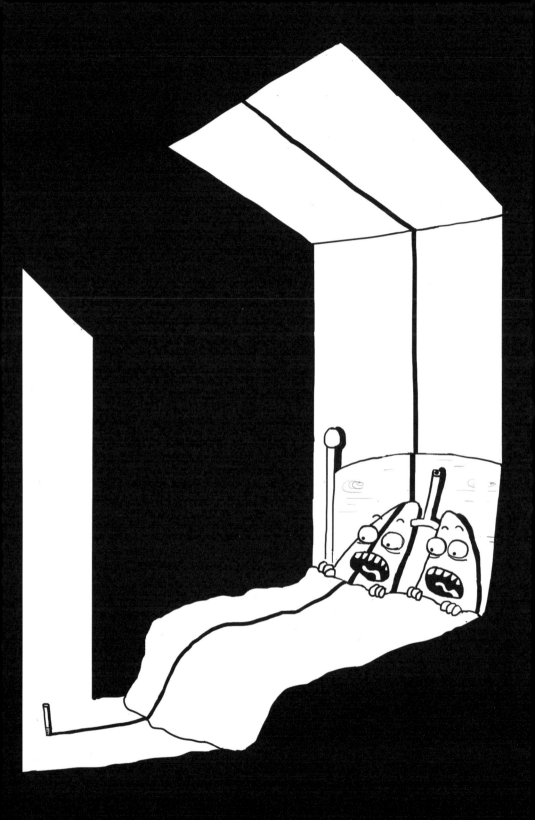

症可不是什么好东西。癌症意味着身体里的部分细胞生长异常，甚至会要人命。你可能觉得没人会傻到故意患癌，但抽烟恰恰就是这码子事。而且抽烟不仅会引发肺癌，它至少和十五种不同类型的癌症相关。

此外，香烟中还含有一氧化碳——一种毒药。它是一种真实、确凿的毒药，会阻碍血液运输氧气。它究竟为什么要阻碍血液运输氧气呢？连我的狗都明白这有多么不可思议（不过它也以为门把手是活的，每次经过都要吠上几声）。

吸烟还会损伤肺泡壁，让你总感觉气短。坚持下去，事情就会变得更糟。香烟中含有焦油，就是那种用来铺路的黏稠物质，而且你猜怎么着——意不意外！——焦油也有毒。而且黏稠的有毒物质不仅会充满肺，焦油和其他化学物质还会伤害身体中的每一根血管，导致它们变细，从而给心脏增加负担。

此外，吸烟还会导致骨骼脆弱，皮肤发皱。我成功劝退你了吗？哦，还有，它会让你口气难闻，牙齿变得像旧砖块（说真的——皮平的牙都比抽烟者的好看），舌头发黄又布满舌苔，像条死毛毛虫。

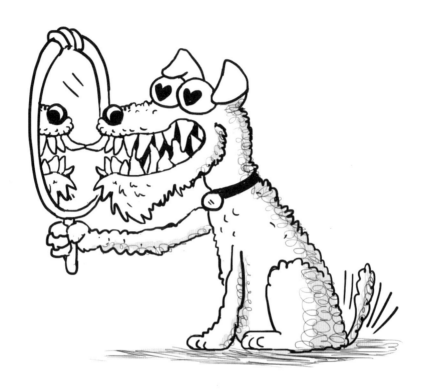

　　不过我有个好消息要分享。一旦停止吸烟，身体很快就能恢复常态。几天之内，味觉就会重新回来，一两个月后，那些用来保护肺部的细毛就能自我修复，重新过滤起脏东西。不过和戒烟相比，最好是压根儿不要尝试抽烟。

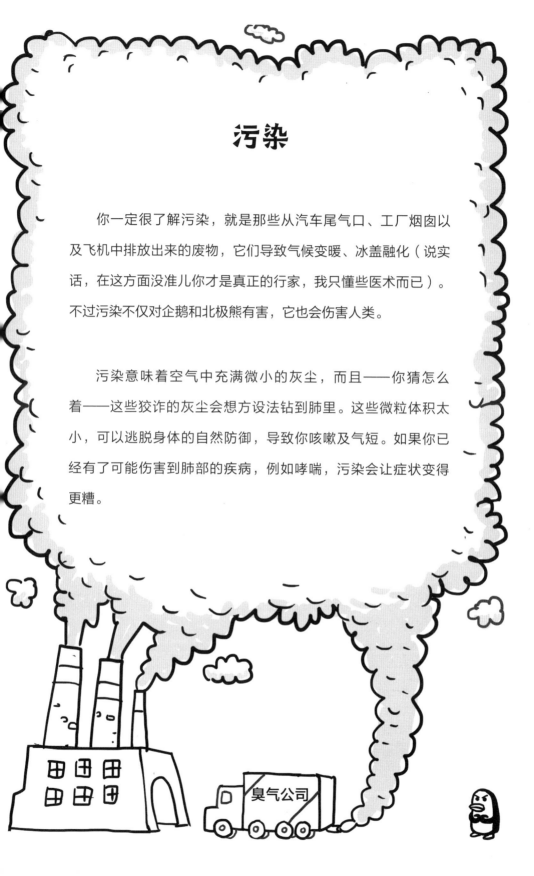

污染

你一定很了解污染，就是那些从汽车尾气口、工厂烟囱以及飞机中排放出来的废物，它们导致气候变暖、冰盖融化（说实话，在这方面没准儿你才是真正的行家，我只懂些医术而已）。不过污染不仅对企鹅和北极熊有害，它也会伤害人类。

污染意味着空气中充满微小的灰尘，而且——你猜怎么着——这些狡诈的灰尘会想方设法钻到肺里。这些微粒体积太小，可以逃脱身体的自然防御，导致你咳嗽及气短。如果你已经有了可能伤害到肺部的疾病，例如哮喘，污染会让症状变得更糟。

臭气公司

你一天呼吸的空气足以吹起一千只气球。当然，这里聊的不是热气球——你需要喘上半年气，才能真的吹胀一只热气球——我猜你该不会这么无聊。

而且——哎，抱歉，实在不是什么好消息——吸入污染物会对心脏和肺产生长期损害。是时候跳下小轿车，把屁股挪到自行车车座上了。

哮喘

哮喘是世界上最普遍的肺部疾病——就算你自己没有，我肯定你也认识患有哮喘的人。假如你一个也不认识，好吧，或许你独自生活在一片无人的沼泽中——因为单单是英国，就有超过五百万名哮喘患者。

哮喘不会一直让人呼吸困难，这种病总是来来去去，当它给你点颜色看看时，就称为哮喘突发（flare-up）或哮喘发作（asthma attack）。哮喘发作时会导致气管肿胀，使得空气很难进入到肺里。下次用吸管喝饮料时，尝试一下通过吸管呼吸，你会发现通过小孔呼吸异常困难，而这就是哮喘发作时的情形。好的，可以停了，别吹了，赶快回去喝奶昔吧。哮喘会使你的胸部发紧，咳嗽，或让你呼吸时发出名为哮鸣音（wheezing）的口哨声。

我没法告诉你究竟是什么导致了哮喘（不是我没用，这是个科学难题），但这种病是家族遗传，并多发于有其他疾病的人身上，例如湿疹和花粉热患者。导致哮喘发作的原因被称为**哮喘诱因**（triggers），有可能是灰尘、花粉或动物毛发。如果这些诱因也作用于你，那你应该做到勤换床单、用木地板取代地毯、室外花粉浓度高时尽量不出门，并避免接触动物毛发。最后一点可以通过不让动物进卧室的方法实现，没必要把你的小宠物剃秃。皮平刚刚释然地吠了一声。

其他哮喘诱因还包括运动、寒冷空气、香水和蘑菇（最后一点其实是假的。小时候，我总希望教科书里能有这么一页，这样我就能指给我妈看，告诉她我真的不适合吃蘑菇。你可以把这段话指给讨人厌的成年人看，不过记得捂住括号里的内容）。

哮喘通常使用吸入器（inhaler）治疗，我猜你在学校时一定看别人用过。吸入器有很多种类，例如蓝色那款可以在哮喘发作时扩张气管，而棕色那款需要每天吸入，提前预防发作。还有金色那款，身段呈S形，上面满是按钮，开口处变大……不，等下，那是萨克斯管。

哮喘不会让日子过不下去。很多有名的运动员，比如大卫·贝克汉姆、保拉·拉德克利夫和穆罕默德·法拉都患有哮喘，病患名单里还有世界上最帅的那位男子（往我这儿看）。

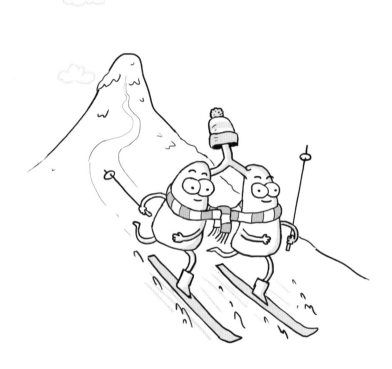

肺萎陷

就像自行车胎会瘪气，有时肺部也会遭遇相似的情形。这被称为气胸，有些难懂，所以大家通常都叫它肺萎陷。

我们尚不了解肺为何决定要萎陷，但这种病常见于又高又瘦的男孩之中。或许是为了报复他们篮球打得太好？萎陷的肺部会导致呼吸困难，一侧突发胸痛，得到医院进行治疗。和自行车车胎不一样的是，它没法简单用一块橡胶补丁和一把打气筒解决。有时肺萎陷会自己好转，有时发病的人需要佩戴氧气面罩，还有时（胆小的人不要读完这句话）需要医生将针插进胸部，放掉从肺中跑出的空气。

听诊器

如果你因呼吸问题前去就诊，医生很可能会用听诊器听你的胸部（事实上，如果医生没这么做，或许你该要求看看他/她的执业证书，或者检查一下门口的招牌——或许你不小心进了鱼贩子的办公室）。你肯定知道听诊器，就是那个Y型的器械，有一对听筒，一根长管子的另一头连着圆盘状的东西。

医生使用听诊器查听肺部是否有哮喘引发的哮鸣音，或者其他象征着肺部感染的杂音。当然，听诊器也可以用来查听心脏、肚皮，或者任何能发出有趣声响的身体器官（除了那个，你懂的）。

凯的问题

我们可以屏气多久？

真的不太久，大概在三十秒到一分钟之间。时间再长就危险了，因为身体不喜欢二氧化碳在血液中堆积，不然你会晕倒。不过假如此刻正在读这段话的你其实是条蓝鲸，那么适用于你的答案是：一个半小时。假如你的某个亲戚放了个惊天臭屁，这项技能会很有用。（没错，鲸鱼也会放屁，我查过了。但不确定鲸鱼屁的气味如何，但我猜……不会太好。）

我可能得把电脑拿到维修店去修理一下键 _，我想说的是键 _，我想说的是字母"W"的按键。

人必须有两个肺吗？

有些人只有一个肺也活得很好，而且你丝毫看不出异常（除非能看到他们胸口上的大刀口）。切除一个肺并不常见，那个人要么受过重伤，要么接受过肺癌切除治疗。教宗方济各（Pope Francis）青少年时期就切除了一个肺，这也没妨碍他……济各？

打嗝是怎么回事？

打嗝是由于顺着气管吸气过快导致横膈膜小型痉挛引起的。嗝！你吃饭速度太快或者喝了太多碳酸饮料时就会打嗝。嗝！有时它会在你紧张或兴奋时发生……但大多数时候，打嗝没有任何说得上的原因。打嗝通常会自己停止，但也有人发现屏住呼吸很有效果（不要太久，否则会有比打嗝更严重的事情发生）。在罕见的情况下，打嗝怎么也止不住，甚至得靠吃药控制。一位叫查尔斯·奥斯本的男士连续打了六十八年嗝，他的家人一定烦死了。嗝！嗝！嗝！

"真屎"与否？

宇航员靠小便呼吸。

真的 太空中没有氧气，国际空间站的宇航员需要自己发挥聪明才智。从水中获得氧气并不太难——水，也就是H_2O（水的分子式），可以漂亮地分解为H（Hydrogen，氢）和O（Oxygen，氧）。不过，考虑到乐购超市*没法把瓶装水送到外太空，宇航员只能就地取材，比如……小便。不过事情并非听起来那么糟，他们会先将尿液转化为可以饮用的水。即便如此……呕！

人可以同时吞咽和呼吸。

假的 因为人有会厌——还记得吗？气管上方的那个小盖子——你可以或吞咽，或呼吸，但不可能两件事一起做。清风还是薯片，只能二选一。

---

* 英国大型连锁超市。

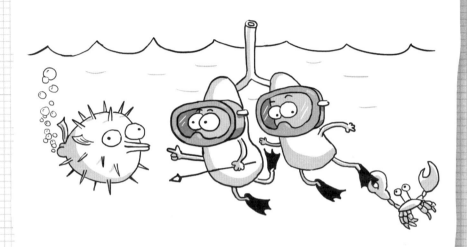

肺能浮在水面上。

真的 多亏了充满气的意大利饺子，不，肺泡，肺成为了身体中唯一能浮在水面上的器官。不知道是哪位科学家得出这个结论的——他/她肯定一整天都在往脏兮兮的游泳池里扔内脏。

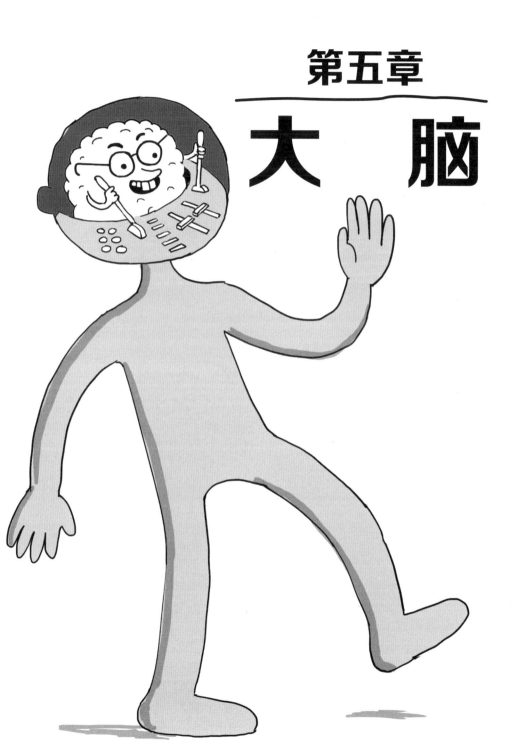

第五章

大　脑

不知道你是否会经常停下来，思考一下自己的大脑，但假如你真的经常停下来思考自己的大脑……那么其实是你的大脑在思考它自己。很怪，对吧？假如你从没想过这件事，我可以告诉你一些基本情况：你的大脑是一台位于头骨中的超级计算机，几乎控制着你所做的一切。大脑比世界上任何电脑都强大。事实上，大脑由约一千亿个不同的神经元组成。很难形容一千亿究竟是怎样的数字：一千个星系中星星的总数大概就是这个数字。假如你身上有一千亿英镑，就可以把这个星球上所有的房子都买下来。假如从地球诞生第一天起就有人在计数的话，到现在他/她还没数到第一千亿天。好吧，我想说的其实是，大脑真的很不可思议。即便你的大脑也是如此——虽然有时候它会忘记提醒你刷牙。

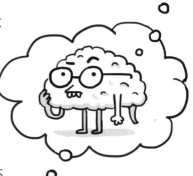

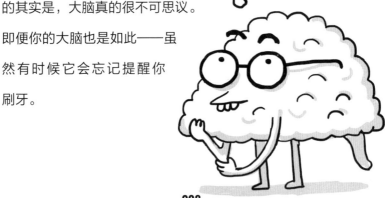

感觉有些饿时挖挖鼻孔，讨厌你弟弟的时候把他锁在厕所里，或者你受够了某本书（很显然不是手头这本）时把它扔飞到房间另一头，这就是大脑在工作——使唤着身体其他部位做这做那。大脑令人疯狂之处在于，虽然几千年来科学家一直尝试揭开大脑之谜，我们至今仍对它所知甚少——它有些神秘，对自己的事缄默不语。我得承认，因此这章写起来可不大容易。我会努力挑起话头——只要善用……哦，没错，我的大脑。

不知道你有没有把脑子拿出来称过重，它的重量大概在一点三公斤左右——和四台苹果牌平板电脑差不多。大脑上满是褶皱的原因在于能够把尽量多的脑子塞到颅骨里。假如全部展开，大脑的面积差不多和枕头一样（再次重申——我讲的不是废话，你不要只是听听而已——请不要把大脑全部展开，查看它是否真的像枕头一样大。我可不希望有一堆成年人向我抱怨，说他们的枕套上沾满了脑浆）。

大脑组成部分

还记得在动画片里，大脑被描绘成软乎乎、满是褶皱的可怕肉块吗？呃，我不想吓你，但动画片里的描绘其实挺准确的。

大脑的主要组成部分——那坨像放坏了的香肠堆在一起的东西——被称为大脑（cerebrum）。它分为左右两个大脑半球，古怪的是，每个半球控制着相反那边的身体。所以，举例来说，右脑负责照看你的左鼻孔和左手肘，而左脑负责照看你的右脚踝和右屁股蛋。

大脑分成许多不同的脑叶（lobes）。这个词的英文很怪，对不对？lobes，lobes，lobes，lobes。就像没有字母"g"的"globes"（地球仪）。别闹我了，大脑！——我讲到哪儿了？哦，没错。每个脑叶都有不同工作。这也算是公平——大脑负责安排的事情太多了，总得做好分工（就像老师安排你们打扫教室一样，只不过因为他/她想犯懒）。

额叶： 这是位于额头部位的脑叶（克莱夫和他领导的命名委员会太没有想象力了）。它们负责思考、谈话和运动——怎么

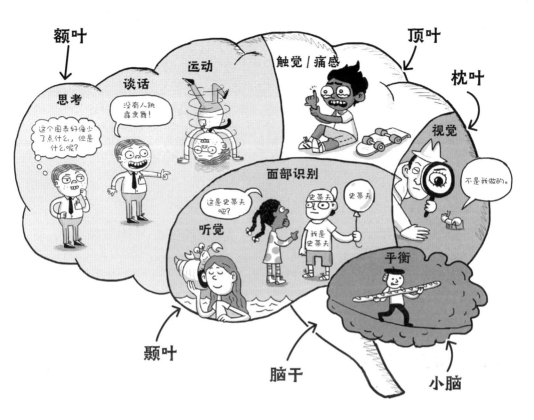

说呢，挺重要的。

颞叶：它们位于脑部两侧，就在太阳穴下方（再说一遍，克莱夫又犯懒了*）。颞叶关照着听觉和物品识别——比如熟人的面孔。这个功能很有用，要不然每天早上你起床吃早饭时都得面对一群陌生人。

---

* 颞指人和哺乳动物头颅两侧靠近耳朵的位置。英文中，太阳穴为"temple"，而颞叶是"temporal lobes"，所以说克莱夫起名很懒。

顶叶： （哟嚯！克莱夫终于开始编新词了*）。顶叶位于颞叶上方，负责处理触觉和痛感。

枕叶： 它们位于大脑后方，负责你的视觉。枕叶长在脑后而不是眼睛附近，这真是有些奇怪。或许大脑在读"如何安装大脑"时把说明书拿倒了。

还有些其他部位整天和大脑及可爱的脑叶们混在一起。挑重要的给你介绍一下。

小脑： 这是位于大脑最下方的一颗皱巴巴的小核桃，帮你保持平衡（我的意思是它看起来像核桃，不是你的脑子里真的有颗核桃）。

脑干： 如果把大脑想象成一朵令人作呕的灰色怪花，脑干就是支撑这朵花的茎。脑干负责照看非自主行为，就是那些不经思考的行为，比如呼吸。哎哟，我让你想到呼吸了，对不对？等过一分钟，你又彻底忘了呼吸这件事，脑干就会前来补位。它还帮你保持心脏跳动，以及其他无须经过思考的反应，比如看到巧

---

* 顶叶的英文是"parietal lobes"，而"parietal"本身是"身体外壁"的意思。

克力蛋糕或狐狸屎（如果你是皮平）后你会流口水。此外，脑干还负责"战斗或逃跑反应"（fight-or-flight response）。这种反应发生在身体察觉到危险的情况时，比如你一睁眼，发现卧室里有头狮子，此时大脑会决定是留在原地面对它（战斗），还是一溜烟逃跑（我推荐后者）。感到害怕时，你会心跳加速、呼吸加快，因为脑干正向身体输送更多的氧气，以备腿部肌肉随时准备拔腿就撤！

海马体： 抱歉，恐怕这个部位和河马无关，也和露营扯不上关系*（克莱夫究竟在想什么？！）。海马体负责记忆。所以，假如你还记得上次在动物园里看见河马的情形，或者上次去露营

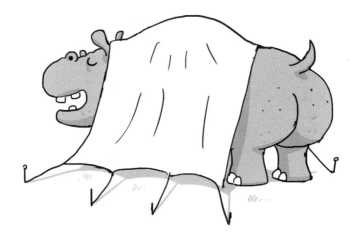

---

* 海马体的英文"hippocampus"可以拆解为"hipp"和"campus"，前者在英文中常代指"河马"，后者则意为"营地、帐篷"。

的经历，那些回忆才是拜海马体所赐。

下丘脑： 饿了？渴了？困了？这都是你的下丘脑在拉弦。这只是比喻——你不是个木偶。

血脑屏障： 因为大脑至关重要，得防备危险或有毒的东西通过血液偷溜进去。这就要感谢血脑屏障。它就像神奇的隐形斗篷般环绕在大脑周围。一百多年前，有一位科学家无意中发现了血脑屏障，当时他把紫色染料注射进了动物的血液之中（啊啊啊啊！），发现除大脑外，其他器官都变成了紫色（啊啊啊啊！再一次），他因此意识到大脑周围存在着某种特殊屏障。

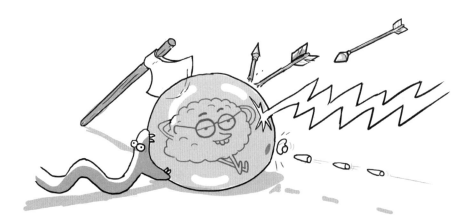

杏仁核：我敢肯定你从没尝过生气的味道。不可能，怎么会呢，别开玩笑了。你真的生过气？那肯定是杏仁核搞的鬼。下次勃然大怒时，把责任都推给杏仁核吧。除了让你生气，杏仁核还掌管着恐惧感，假如发现有僵尸在偷吃你的薯片，你的杏仁核恐怕会忙死。

你的神经系统

不是那种"啊，不，有一头老虎正向我冲来，而我不知道为什么裹了一身生肉"的发神经，也不是那种"啊，不，下周就要迎来重要考试了，可我没在学习，而是用耳屎捏了个真人大小的哈里·斯泰尔斯，还在运动鞋上画符号表情"的发神经。它叫神经系统，是因为它是由你身体中全部神经组成的。神经是细小的电线，负责将电信号输入或输出大脑。和血管一样，它们遍布全身。

假如父母指责你让他们大发神经，你可以告诉他们，人的身体中总共包含约六十亿英寸长的神经。（警告：这番话可能会让他们更为光火。）

假如大脑想指挥身体做些什么，它很可能得沿脊髓发送信号。那根位于后背，从大脑延伸到屁股的多节状骨头叫脊椎，其中塞着一大捆几乎和你的手指头一样粗的神经，被称为脊髓［如果把脊髓的英文单词"spinal cord"重新组合，可以得到"rancid slop"（臭剩饭）一词——当着厨师的面千万不要随便说这个词］。一旦信息沿脊髓传导，就会发送到周围神经上。

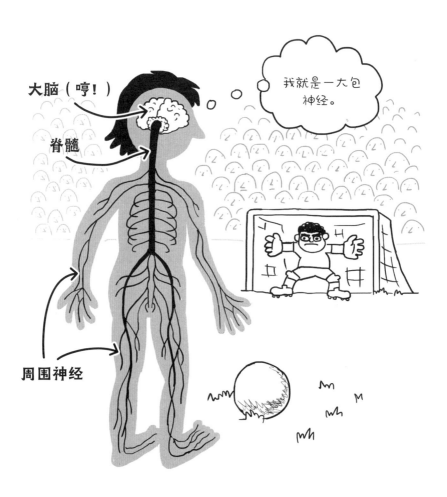

大脑（哼！）

脊髓

周围神经

我就是一大包神经。

周围神经是指所有不位于大脑或脊髓中的神经，它们负责传输并且收集身体任何角落所需的信息。假如你想吐舌头或挥手，就得用上一根（或十二根）周围神经。周围神经由不同纤维组成，就像电线中有很多根铜丝一样（请不要切断电视天线来检验这句话的真伪——这么做很危险，更糟的是，这样你就没法看电视了）。部分纤维负责从脊髓发射信号，让身体运动起来；其他纤维则起相反作用，负责将信号汇报给大脑。

因此，假如你想扭一扭脚指头……大脑额叶会将信号传送到脊髓底部，脊髓随后将信号发给名为坐骨神经的周围神经，坐骨神经一直延伸到腿部，在那里将信号传送给另一个名为腓神经的周围神经，紧接着……咔嗒！脚指头扭起来了！假如扭的时候没留神，脚指头可能会戳到仙人掌上。一条神经可能会把被扎的消息通过这些神经中不同的纤维传回脊髓，接着发送到大脑（具体来说是顶叶），告诉你身体正在经历痛感。哎哟！下回还在仙人掌旁扭脚趾吗？

你是不是纳闷这些步骤怎么可能在电光石火间发生？这是因为神经的传导速度极快。它们发送信号的速度能达到约每小时二百五十英里——比英国高速公路的最高限速还要快三倍。但愿你扭脚趾时身边没有交警。

把任何生物放到显微镜下放大，你都会看到细胞（cells）（假如你对着监狱放大，也能看到"cells"*，这俩不是一回

---

* "cells"除了指"细胞"，也有"牢房"的意思。

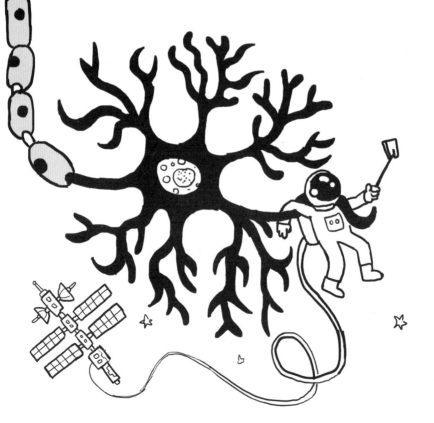

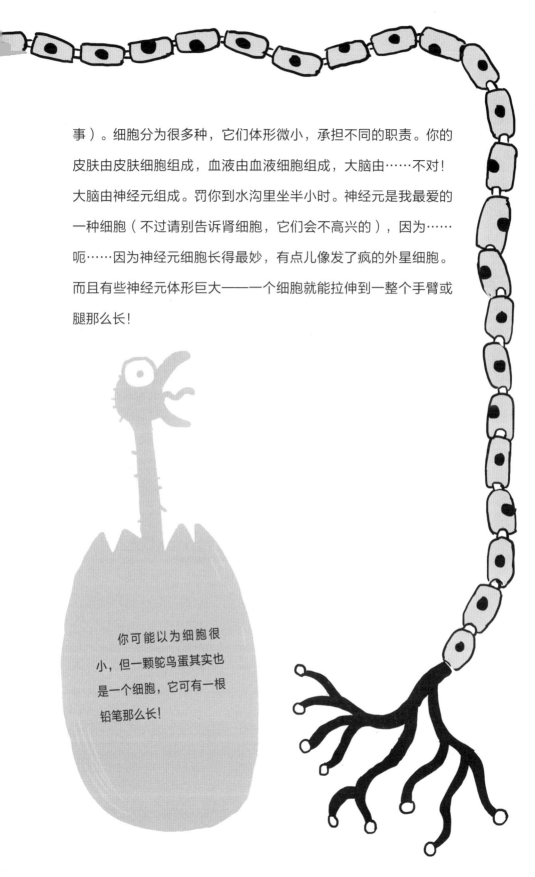

事）。细胞分为很多种，它们体形微小，承担不同的职责。你的皮肤由皮肤细胞组成，血液由血液细胞组成，大脑由……不对！大脑由神经元组成。罚你到水沟里坐半小时。神经元是我最爱的一种细胞（不过请别告诉肾细胞，它们会不高兴的），因为……呃……因为神经元细胞长得最妙，有点儿像发了疯的外星细胞。而且有些神经元体形巨大——一个细胞就能拉伸到一整个手臂或腿那么长！

你可能以为细胞很小，但一颗鸵鸟蛋其实也是一个细胞，它可有一根铅笔那么长！

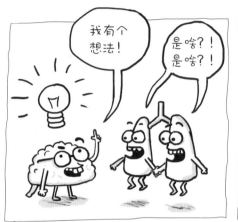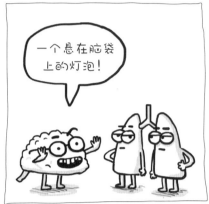

不同人的大脑

注意力缺陷多动障碍

你或者你的朋友或许就患有ADHD——这是注意力缺陷多动障碍（Attention Deficit Hyperactivity Disorder）的英文缩写。这种疾病意味着一个人很难或者完全不可能静坐，以及在上课时无法集中精力。有时它还会呈现出三心二意、记忆困难的症状。我们每个人长得都不一样，自然也有着不同的大脑。许多异常成功的人都患有ADHD，包括贾斯汀·汀布莱克（著名歌手）、西蒙娜·拜尔斯（奥运会金牌得主）和华特·迪士尼（这家伙好像是画卡通还是什么的）。

自闭症

你可能对自闭症也不陌生。这种病症能在许多方面对人产生影响，并且患者的表现也各有不同。自闭症患者在接触陌生人和交朋友方面存在困难，也很难理解其他人在想或者感受些什么。有时他们难以表达自己的情绪，或者很难理解笑话，并喜欢每天重复相同的事情。但这并不意味着他们不够聪明——事实上，自闭症患者在很多事情上都颇具天赋。就像你我一样，自闭症患者也不过是擅长某些事，同时不太擅长另一些事，不是吗？

癫痫

癫痫患者可能会经历癫痫发作（seizures）。发作的表现可能是突然摔倒并浑身发抖，或身体某部分不受控制地乱动，或突然静止、盯着某个地方看好几分钟，又或者突然口吃。癫痫并不会时时发作——事实上，癫痫患者可能几个月才发作一次，甚至频率比这个还低。癫痫的诱因是脑部神经元过于兴奋，在不正确的时间发出信号。癫痫患者可以靠吃药抑制发作。假如碰到有人癫痫发作，请尽量陪在他/她身边，但如果身边没有成年人，你应该尽快去喊一位过来。

读写障碍

很多人都面临着读写困难，有时在学校里还需要特别辅助。这种病和聪不聪明没关系，它其实叫读写障碍，影响着大脑处理眼前的字母，并将它们加工为词汇的过程。有些历史上最有名的人也患有读写障碍——你那位有读写障碍的朋友可能会成为约翰·列侬那样的歌手，史蒂文·斯皮尔伯格那样的电影导演，或者乔治·华盛顿那样的美国总统。容易让人搞混的是，有些其他以"障碍"两字结尾的疾病也跟大脑异常相关，比如**计算障碍**（dyscalculia），意思是一个人很难处理数字；还有**动作协调障碍**（dyspraxia），它影响一个人的协调能力，也就是让不同肌肉共同运动的能力。

睡眠

在我看来，世界上分为两种人：一种热爱他们的羽绒被，可以呼呼大睡到下午茶时间；还有一种认为睡觉很无聊，宁愿醒着喝杯热茶（我本人属于呼呼大睡组。事实上，写下这句话时我正在床上）。

海獭睡觉时要手拉手，以免漂走。
不可否定，这是条可爱的冷知识。

不过，无论喜不喜欢，
人都得睡觉。睡眠极为重要——它是身体
进行自我充电的方式。四处游走或者砸了摩天大
楼（假如你是哥斯拉）一整天，你酸痛的肌肉需要休整
一下，可怜的大脑也需要休息。

不过，当你进入睡眠、身体处于待命状态，大脑却依旧在工
作，只不过步调慢了不少。它会梳理你白天看见过和做过的所有
事情，并决定哪些是需要储存的重要记忆（比如你在学校学的知
识），哪些是需要丢弃的无聊废话（比如你在网上看的山羊打喷
嚏的视频）——或许对你的大脑来说，重要与否的判断标准恰恰
相反。

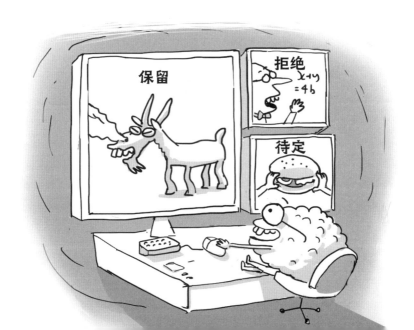

截至目前，世界上失眠时间的最长纪录是十一天二十五分钟！这位神人名叫兰迪·加德纳，是一名美国学生，他在十七岁那年创造了这个纪录。失眠这么久，他脾气一定很不好。

科学家认为这就是梦的来源——大脑快速浏览着由眼睛生成的照片分享网站账号，上面记录了你所见的全部事物。我说科学家们"认为"这是梦的来源，因为大家对此还没有定论。或许你能成为揭开谜底的那个人。假如有一天你获得"诺贝尔奖"，别忘了在致辞中提到我这个聪明人。

我们目前了解的是，睡眠分为五个阶段，从最轻度的睡眠——连苍蝇放屁都能惊醒你的那种，到深度睡眠——很难醒来的那种。梦境发生在REM睡眠阶段，也就是快速动眼期，这个阶段你的眼球会四处转动，就像在看一场快进的网球比赛。睡眠不好会导致状态低迷——你会很难集中精力或学习新东西，脾气还很差（不只是你会这样，每个人都会因为睡眠不好而脾气暴躁。不好意思，刚收到你父母的短信，他们说你缺觉时尤为暴躁）。因此，去睡觉吧！不过先读完这章再说。

你可真恶心。

记忆

在各项复杂功能之外，你的大脑还是个有着巨大容量的硬盘，存储着上百万条记忆。虽然没法事无巨细地列出来（去年三月三日你吃了什么早饭？），但大脑很擅长记住那些真正重要的事情（你家的地址，或者你讨厌吃蘑菇这件事）。记忆有时会令人吃惊——比如你会认出婴儿时玩的一个玩具，或者你四岁以后就没听过的一首歌的歌词（比如"矮胖子，坐球上"，或者"猪

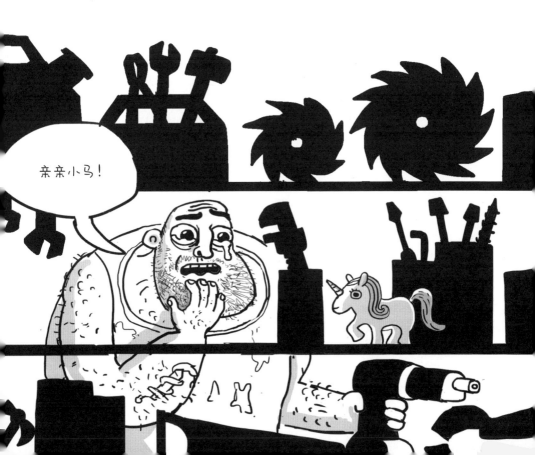

肉郡的老公爵"*）。

记忆力能够绝妙地记住类似的事情。早先我告诉你储存记忆的大脑部分叫什么来着（呃，不敢相信你已经忘了！我收回所有赞美你记忆力的那些话）？好吧，再告诉你一次：海马体。

你知道有时候成年人会走进屋子里说道："哎呀，我是干吗来了？"或者花上一小时寻找眼镜。这并非他们的错。随着年龄增长，你的海马体会萎缩，记忆力也会随之下降。年长后，人们还会因为患有某些疾病导致记忆力严重受损，这种病被称为阿尔茨海默病。你可以通过运动降低罹患阿尔茨海默病的风险——不是身体运动，而是大脑运动——比如拼图，就像是把神经元送到了健身房（只不过大脑不会像我一样，在锻炼了十二分钟后就满身大汗、瘫倒在地）。

经科学家计算，如果把大脑中储存记忆的部分比作计算机，它的容量大概有200万G。而我的手机内存只有128G——可悲。假如把大脑中储存的全部内容做成一本书，它大概厚达一万英里（有可能没法塞到书架里）。

---

*　这两句歌词分别出自英国童谣《矮胖子》（*Hampty Dumpty*）和《猪肉郡的老公爵》（*The Grand Old Duke of Pork*）。

情绪

不管制作情人节贺卡的人怎么说，你应该知道情绪不是出自心脏，而是来自你软乎乎的大脑。情绪一词指的是你的感受，比如悲伤（你的平板电脑丢了）、快乐（你的平板电脑又找到了）、愤怒（你的狗偷走了平板电脑，还在上面吐满了口水）或爱（虽然狗背叛了你，但你依旧爱它）。

我们都会时不时感到悲伤或气愤，但有人发现自己会长时间因为难以理解的原因而悲伤——这被称为抑郁，是一种很常见的心理疾病。身体里任何种类的细胞都可能遭遇气儿不顺的日子，神经元也不例外。就像身体疾病一样，罹患心理疾病也不是病人的错。抑郁有时能靠和专家聊天（被称为谈话疗法）缓解，有时会自己好转，有时则需要服药。

焦虑

我们都体会过为某些事而忧虑的情绪。你可能因为考试、足球队输了比赛或者坏了的机器人管家把卫生间砸了个稀巴烂而倍感压力，这不过是大脑的反应之一。事实上，这可以说是拥有大脑的最大坏处之一。

焦虑症（Anxiety Disorder）

有些人会不断感到焦虑，严重到可能影响上学或日常生活的程度。这很常见，如果你也有类似症状，应该马上和大人谈谈，千万不要独自忍受。

恐慌发作（Panic Attacks）

这种疾病会让人突然感到一阵焦虑，并引发强烈的身体反应。发病者会感到晕眩、发热、出汗、恶心、气短、发抖，心脏也会乱跳不已——换句话说，"战斗或逃跑反应"在不恰当的时候启动了。恐慌发作很恐怖，但并不危险，而且不会持续很久。

恐惧症（Phobias）

恐惧症指的是你对某种本不该害怕的东西产生强烈恐惧，有时甚至会引发焦虑。恐惧症会针对许多事物，比如蜘蛛、牙医、高度、微生物，甚至当众讲话。为了避开那些令人恐惧的事物，人们甚至会彻底改变自己的生命轨迹。谈话疗法对此很有效果。你可能永远无法摆脱恐惧症，但能学着与它共存，不让它影响正常生活。害怕蜘蛛被称为蜘蛛恐惧症（arachnophobia），害怕狭小空间被称为幽闭恐惧症（claustrophobia），害怕恐惧症被称为恐惧恐惧症（phobophobia）。

大脑产生的能量足够点亮一个灯泡。不知道科学家具体是怎么知道的……很高兴他们没拿我的脑子做实验。

我本人非常恐高，生平最讨厌过桥，也非常害怕坐电动扶梯下楼。你知道吗？我从没和别人讲过这个秘密，只告诉了你们。讲出来的感觉没那么糟。很多人不喜欢和别人谈论恐惧，因为他们更恐惧别人说三道四。但我敢保证，没人会因此嘲笑你，大家都想帮着你尽快好转。

中风

中风意味着脑部供血突然被阻断，有点儿像心脏病发时心脏所经历的事情。这要么是因为脑血管爆了，要么是它被阻塞了。想要不间断地进行那些重要的工作，大脑也需要不间断的氧气和燃料，所以哪怕供血只中断了一秒钟，情况都很危急，中风的人需要立刻被救护车送往医院。中风常见于老年人，偶尔也发生在年轻人身上——只是罕见。中风可能导致一个人的胳膊或腿突然发软，或影响人的视觉和说话。

药物

广义的药物指的是任何服用后可能对身体产生效果的东西，所以理论上来说，生病时吃的药（medicine）也是药物（drug）。但我此刻说出这个词，可能会引发你联想到不合法的药物。这些药物会影响脑神经元互相传输信号的方式，因此改变人的感受或想法。不合法的药物分为很多种，有的用来吸，比如大麻（也被称为叶子、草、燃料——它有很多种名字），有的则是药丸或粉末，比如摇头丸。人们喜欢服药后的感觉，但这些药物被视为非法是有原因的，而且原因很简单——它们很危险。未来你很可能遇到服用过药物的人，他们可能还会劝你下海。你可以放心拒绝。现在就可以想一想说辞，比如把责任推给其他人。你可以说"不行，我爸发现会杀了我"，或者"谢谢，不必，明天我得起很早去维修机器人管家"。

凯的问题

为什么有人需要轮椅？

我和电脑维修店店员聊过了，显然他们最近几天都已经约满。很气人，不过应该快到我了。

人们坐轮椅而非用脚四处移动的原因有很多，比如他们可能脊椎受了伤，神经无法抵达脚部，因此大脑的信号也无法贯通；或者他们生来有肌肉问题（例如肌肉萎缩症）或神经问题（例如脑性瘫痪）。不过他们仍旧可以像其他人一样去上学，长大之后也可以上班或开车——什么都不耽误！

我需要多长时间的睡眠?

对小孩子来说，每晚需要八至十个小时的睡眠。不过睡眠时间对每个人来说都有所不同。托马斯·爱迪生，就是那个发明了麦克风、灯泡和电影摄影机的家伙，每晚只睡四个小时——或许他总忙着发明东西，都找不到时间打盹儿。

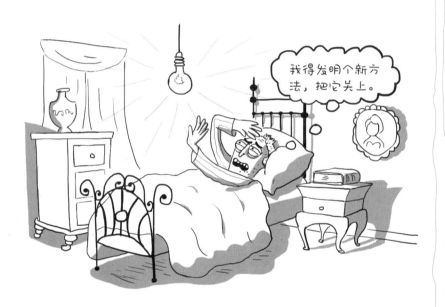

如果你想找个爱睡大觉的灵感人物，就是超级大天才阿尔伯特·爱因斯坦，他每晚要睡十个小时。

为什么会有"冰脑仁"的感觉？

吃冰激淋或喝冷饮时，你会产生一种"冰脑仁"的感觉，那是一种短暂、剧烈而可怕的头疼，会彻底毁了巧克力曲奇树莓漩涡冰激淋加彩虹糖屑及核桃碎带来的快乐（请确认你吃的确实是核桃，不是小脑）。不用担心，其实并不是你的脑子真的被冻僵了，而是因为神经在感受到低温时会犯糊涂，向大脑发送错误的疼痛信号。傻神经。

为什么我会感受到"发麻"？

"发麻"的感觉就像是有人在用针扎你的皮肤。它的诱因之一，是真的有人正在用针扎你的皮肤；诱因之二则是你保持了太长时间同样的坐姿，或者天荒地老地靠在了自己的胳膊上。持续对神经施压会阻断大脑与腿或胳膊之间的通路，就像切断了无线网络信号。一旦改变姿势，神经开始重新工作，它会稍微短路一会儿，出现发麻的感觉，或者称为"感觉异常"（paraesthesia）——如果你非要用个华丽的医学辞藻的话。

"真屎"与否？

天才都有巨型大脑。

假的 你可能认为拥有一栋别墅小屋大小的大脑能帮你在考试时拿满分，但事实并非如此。"老古董"阿尔伯特·爱因斯坦——世界上最聪明的人之一——死后，有人称重了他的大脑，结果发现比普通人的还要小（爱因斯坦死后，有人立刻偷走了他的大脑——或许小偷认为这东西能帮他们在考试时作弊。丢失的大脑许多年后才被重新找回）。所以，决定你聪明与否的主要因素之一是你的父母聪明与否——这对我来说是个坏消息，有一次我看我爸花了一个小时也没调好微波炉上的显示时间。

有人给你做大脑手术时，你照样可以玩乐器。

真的 这听起来可能很怪，但大脑本身没有痛感，脑部手术过程中你可以全程保持清醒。最近，有位病人在手术过程中一直在拉小提琴。希望她拉得不算太差，否则对医生来说太容易分心了。兹拉！兹拉！兹拉！

你只使用了大脑的十分之一。

假的 这是个很流行的谎言，真不懂大家为什么会相信。大脑没有一丝一毫的空闲部分——就算是小皱褶和软乎乎的灰色物质都有事可做。

大脑可以像皮肤一样自我修复。

假的 不幸的是，大脑并不能很好地进行自我修复。和不断生成新细胞的皮肤不同，大脑很满足于神经元的现状，并不会制造新细胞。这意味着你得小心照顾既有的神经元。所以，骑车时一定要戴头盔，不管它是否会弄乱你的发型。

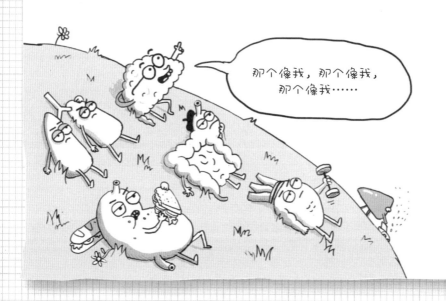

那个像我，那个像我，那个像我……

第六章

毛发和指甲

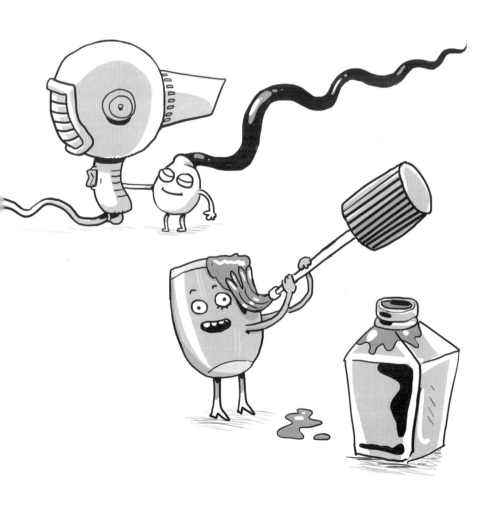

我们很关注自己的头发，对不对？我们经常洗头，购买昂贵的洗护用品使它保持造型和香气，每隔几个月还会溜达到理发师那里把它修剪得整整齐齐。肾肯定要嫉妒死了——你上一次购买"洗肾香波"或去拜访"理肾师"是什么时候的事了？当然，头发是不可或缺的，人们第一眼总会先留意到你的发型，除非你戴着一顶巨大的帽子，或者骑在斑马背上出行。不过，毛发远不仅限于你脑袋上那块难以被驯服的软毛——你几乎到处都有毛发，并且它们扮演着很重要的角色。

毛发是什么？

你身上有大约五百万根毛发，这个数字相当于目前爱尔兰的总人口。没错——你一下学到了两个冷知识。不多收钱。只有很少部分的毛发位于头顶（大约百分之二）。幸运的是，身体其他部分的毛发不像头发那样引人注意——除非你的毛酷似皮平，那可要花掉你一大笔钱买洗发水了。

毛发从埋在皮肤中的小管子中长出来，这些管子被称为毛囊。每根毛发都有发根，并向上长到皮肤之外。毛发由一种名为角蛋白的物质构成，它非常坚韧——马蹄和犀牛角也由角蛋白构

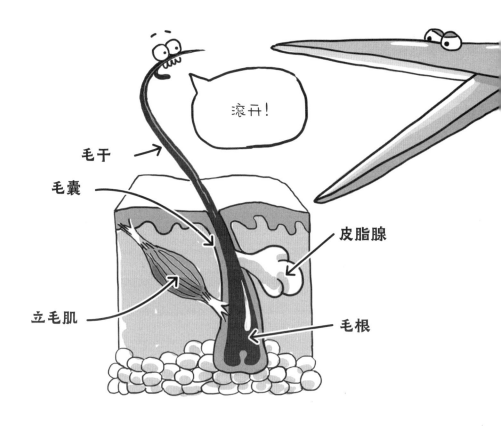

毛干

毛囊

立毛肌

皮脂腺

毛根

滚开！

成。事实上，你的头发坚韧到可以提起一头大象而不断掉（请不要尝试用你的毛发提起大象。毛发或许够结实，但你的头皮很脆弱。再说了，你还得雇辆起重机先把你举到高处，恐怕大象不会太高兴）。

每个毛囊都配有油脂分配器，帮助毛发保持美丽、顺滑（如果你活在电视节目里），或者油油腻腻（如果你活在真实世界中）。

你的发色是遗传的，这句话的意思是发色取决于家族——现在你知道如果自己发色很差，应该找谁去抱怨了吧？如果你的发色和父母的都不一样，可以试着在家庭相册（类似于把你发在社交软件上的照片打印出来并装订成册）里寻找线索。或许你遗传了某位曾曾祖父/母的发色——它确实可以隔代遗传（注意，手头的照片不要太老，黑白照片可帮不了你的忙）！和皮肤一样，发色也是由黑色素决定的，黑色素越多，发色也就越深。红头发是所有发色中最罕见的——地球上每五十个人中才有一位是红发（从技术层面讲，紫银条相间的发色才是最罕见的，不过我这里聊的不是染发）。十岁之前，头发中的黑色素可能会持续增加，因此你的头发也会越长越黑——下次看小时候的照片时，别再纳闷自己为何戴着一顶"假发"了。

除了装饰之外，那么多毛发究竟有什么用？怎么说呢，你可能还记得皮肤那一章吧，毛发能够以颇具独创性的方法帮你保暖——立毛肌能使毛发竖立，从而锁住一小层空气（如果你忘了，请重读一下大脑那章，我怀疑你脑子可能漏掉了）。天热时，你头顶的毛发则可以像毛式遮阳伞一样反射阳光，谨防身体过热——聪明吧？

不同气候下的毛发。

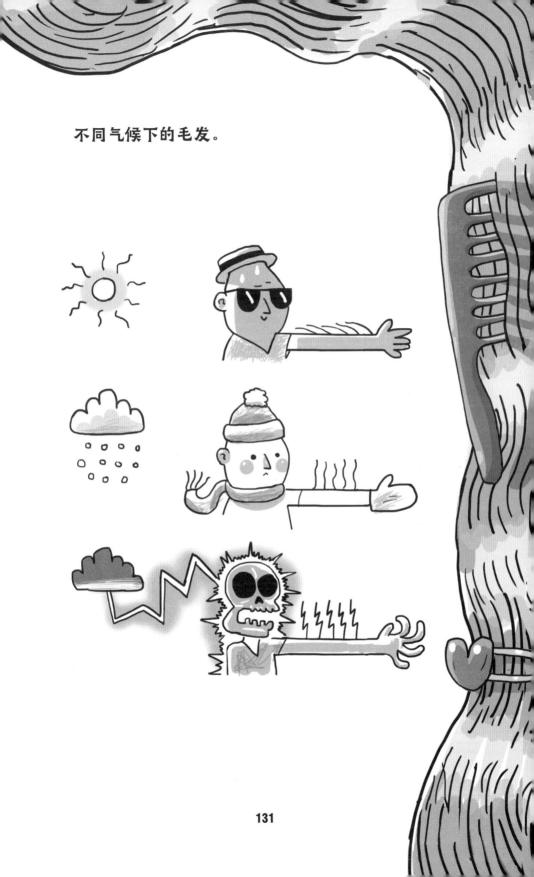

其他种类的毛发

眉毛

　　忘戴帽子了？放轻松，眉毛会罩着你。眉毛就像是便携鸭舌帽，能替眼睛遮挡阳光，拦下雨水和汗液，这样眼睛就能继续它们重要的工作，比如读手头这本书。你知道自己其实有十二个鼻子吗？好吧，行——这不是真的。但读到这句话时，你的眉毛可能向上挑了一下——这是人们惊讶时下意识的反应。人类还没发明出语言之前就会这招了，这个习惯这么多年都没能改掉。

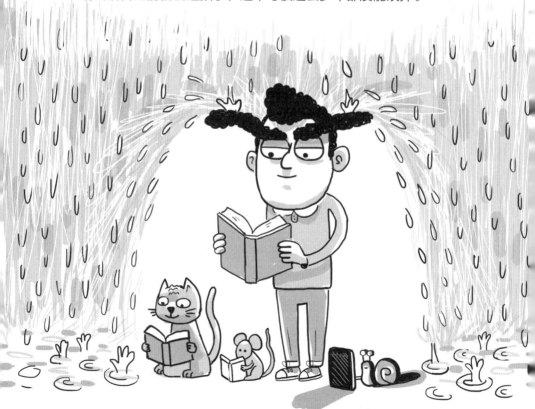

眼睫毛

眼睫毛存在的意义不仅是装饰眼皮。想一想大风天、四处扬尘的时候，你的眼睛会眯起来，这样，可爱的眼睫毛就能击跑那些想钻空子的灰尘了。眼睫毛也是身上最接近动物胡须的毛发——它能感知到可能进入眼睛的杂物，并提醒眼睛在危险临近时快速闭起。这就是眨眼背后的原理［绝对是！（此处伴有眨眼的声音）］。眼睫毛还有副业——业余时经营着一个恶心的动物园。没错，你的眼睫毛里住着成百上千被称为**蠕形螨**的迷你怪兽。它们靠吃面部死皮和油脂为生，因为怕见人，只在晚上才出来活动（如果你长得像蠕形螨一样，估计也会怕见人）。不过没必要担心，每个人的眼睫毛里都有蠕形螨，你只能用显微镜观察到它们，更重要的是，它们绝不会趁你睡觉时把你的脸啃掉。我保证。

阴毛

青春期时，你会多长出许多毛，这是你长大的标志。这些毛出现在腋下和大腿之间，但关于它们为何出现，我们所知甚少。一个理论是，这些毛可以用于吸汗，从而不会让你发出太过难闻的气味。还有些人认为这些毛就像是奇怪的自制凡士林药膏，用于防止皮肤因过度摩擦而导致受伤。除此之外——抱歉，我就什么都不知道了。剩下的交给你了，如果有什么新想法，请告诉我，我会在这本书再版时修订进去（不过我可能会装成是自己的想法）。

鼻毛

看到那撮从你叔叔鼻孔中钻出来的毛了吗？鼻毛也很有用（除了让你吃不了晚饭之外），它能阻止灰尘、花粉和大黄蜂顺着鼻子钻进肺里。

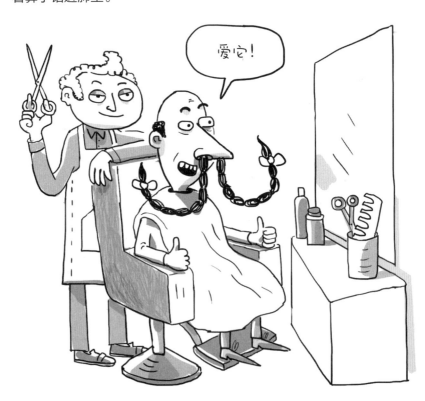

面部毛发

青春期时，由于高浓度的睾酮作祟，男孩的面部会冒出毛发。顾名思义，睾酮是一种激素，也就是身体信号系统的组成部分。女孩拥有相同数量的面部毛囊，但因为她们的睾酮浓度较低，长的毛通常也少。男孩大概在十一岁时面部开始出现毛发，但起初只是星星点点，到了二十岁上下才会长成真正的胡须。几年前我还有留胡子的习惯，直到我发现大概一半的人胡子里残留微量的粪便……随后我就让机器人管家帮我刮掉了。

毛发在夏天比在冬天长得快——就像一块可怕的毛发草坪。平均来说，每年毛发大概能够增长一个手掌的长度。可惜的是，就算永远不剪，你的头发也不会一直长，直长到你变成一把人形拖把。每根头发只能在一定的年限里生长，然后就会脱落，堵住你的下水道（你这个年纪的人头发脱落后还会长出新的——这样你的脑袋就不会很快变成一颗光溜溜的鸡蛋了）。假如头发永远不掉并不停增长，一生之中，头发会长到你身高的七倍之长。

毛发出问题的日子

头虱

很有可能你已经与头虱共度过一段美妙时光了。它们是些可爱的小家伙——只要你不去细想它们锋利的爪子，并且会扎进头皮吸你血的事实。奇妙的是，吸血的过程并不会让你感觉疼痛，因为它们的身材像沙粒一样小，只会让你感觉头皮发痒。头虱很不容易被发现，不过你可能留意过它们产下的白色小虱卵。头虱很重情谊，所以你不会只有一只头虱，而是可能拥有多达五十只（有时甚至会多达上千只。啊呀！）。

头虱不在乎你的头发干净与否，所以不讲卫生并非引发头虱出现的唯一原因。话虽这么说，但有时会有不速之客出现在你的聚会上，你当然会想请他们离开。不幸的是，礼貌地请他们离开并不奏效，所以你得趁头发还湿着的时候，用一种特殊的梳子来梳头。

这种方法通常会奏效，但假如头虱怎么也不舍得离开美味的

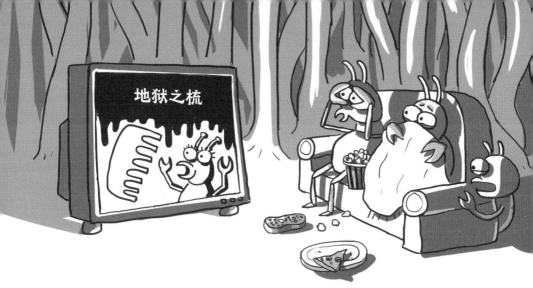

头皮，你就得到药剂师那里购买特殊的洗液或药水。关于头虱，我还有个可怕的消息要分享。做好准备了吗？就算有头虱，你也没法请假不去上学。真抱歉。

白头发

和一直要工作到六十来岁的你我不同，头发中的黑色素可以选择随时退休。它们可能在你二十岁时退休，可能等到你七十岁时退休，也可能选择永远不离开你。假如黑色素准备金盆洗手，你的头发就会变得花白。你可能听大人抱怨过，就是因为你太不听话，他们的头发才会变白。虽然这话听起来挺疯，但并非虚言。压力能导致身体释放某些激素，其中一种会降低黑色素供应。不过这一过程并不会导致头发一夜间变白，所以当白发真正出现时，但愿大人已经忘了你是如何涂花了壁纸，或者在厨房地板上挤满了蛋黄酱。

头皮屑

不，不是雪花落在你肩膀上了，那是头皮屑，如果用官名称呼皮屑君的话，它叫脂溢性皮炎（seborrhoeic dermatitis）。头皮屑的症状通常是头皮发痒，并有小块皮肤飘落。头皮屑的出现通常意味着你怪里怪气的脑袋进入了青春期，因此头皮更容易出油。好消息是，使用特殊洗发水就可以对抗头皮屑。

脱发

你可能留意到了，有些岁数大的男性——爸爸们、爷爷们、男老师们和X教授们*——头发往往不像年轻时一样茂密。这种情况被称为男性型脱发（male pattern baldness），是最常见的脱发诱因——这种病症常见于大多数中老年男性，其他和他们相关的病症还包括等红灯时嘟嘟囔囔，以及突然酷爱穿羊毛开襟衫。

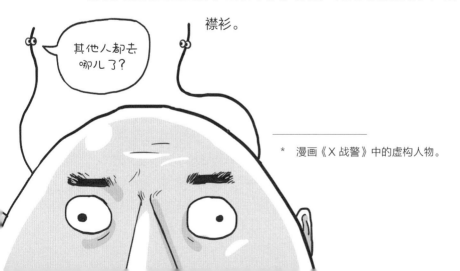

其他人都去哪儿了？

---

* 漫画《X战警》中的虚构人物。

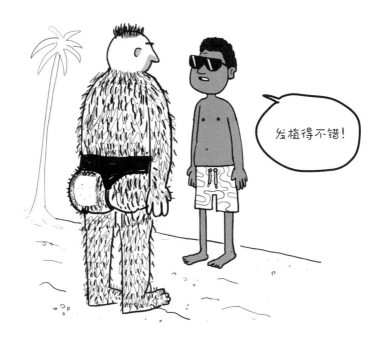

　　脱发有时也会发生在女性身上，此外，压力、疾病或者类似癌症治疗时使用的强效药物也可能引起脱发——即使症状缓解，你会发现头发生长的方式也和以前不同了。有时头发还会成块脱落，这是因为身体的防御机制不小心错误攻击了毛囊。这种疾病被称为**斑秃**，又可以细分为不同类型，并可能发生在任何年龄的男性或女性身上。有时候头发会重新长出来，有时候则不会。但无论如何，它都不会影响你可爱的品格。

　　有些男性对脱发备感压力，因此会服药防止脱发，或者通过手术，将身体其他部位的毛发移植到头上。这些方法不一定见效，不过总比古希腊人的做法高明得多——为了生发，他们会把鸽子粪抹在头上。

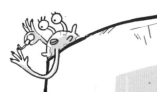

指甲

　　指甲是什么？幸运的情况下，指甲会受到宠幸，被打理得干干净净，还在上面刷上美丽的色彩和图纹。不过指甲更有可能遭受另一种待遇，即其中塞满污泥，整天被啃来啃去。但除了用作装饰或好吃的小零食（请根据自己的恶心程度选择一个）之外，指甲还有其他作用。它们的工作很简单——保护手指和脚趾尖，防止它们受伤。之所以能够扮演保护者的角色，是因为指甲是由角蛋白构成的——如果你还记得的话，这是一种非常坚硬的物质。你的指甲远比头发强韧，因为其中的角蛋白结合得更为紧密。指甲如此坚硬，甚至可以把它钉进墙里用来挂照片。不，等等，那是另一种"指甲"——钉子（nail）。

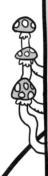

　　此外，指甲还有其他兼职：类似于有些人白天坐办公室，晚上则兼职开出租车；或者类似于你的数学老师白天教数学，晚上则扮演神秘的江洋大盗。

世界上最
长指甲纪录保持
者是一位名为李·雷德蒙
（Lee Redmond）的美国女士。她的指甲加在一起，长
度超过八米——大概有半个保龄球道那么长。但愿
她不用靠码字为生。

指甲能帮你抓牢物品、剥东西、攀爬物体，并且能够向大脑传输手指按压某物的力道信号。很便利，对吧？便利……类似便利店？哦，我的神呐——我放弃了。

指甲从甲根处生长出来，甲根就是甲小皮底下的部分，而甲小皮则是你在指甲底部能够看到的那小段半月形的皮肤。甲小皮类似门底下的挡风条，防止微生物入侵。指甲长得非常慢，每周大约长一毫米。假如你在意外中不小心掀掉了整个指甲盖，得要好几个月才能长出完整的新指甲。

科学家给爱咬指甲的行为起了个名字：**咬甲癖**。而我知道你管它叫什么：吃午饭。

凯的问题

为什么剪头发和剪指甲时不会疼？

我的笔记本电脑明天就要进店维修了，让我们共同祈祷他们能修好"W"键。

如果不是，那该有多糟！理发师会失业，剪指甲刀也会被警察视为致命武器。简单回答一下这个问题：头发和指甲是由死细胞组成的，没有神经末梢，而没有神经的地方也就感受不到痛意。不过指甲下面的甲床是活的，所以不小心把指甲剪太短时会感到剧痛。

为什么有的人头发是直的，有的人头发是卷的？

这完全取决于毛囊，就是生长出你头发的那些细小管道。如果毛囊是完美的圆柱形，你的头发就是直的。毛囊越呈椭圆形（或者说越扁），头发也就越卷。和与头发相关的其他元素一样，卷发还是直发也取决于遗传。假如你是卷发，你的父母估计也是卷发（他们要么是卷发，要么用了直发器……）。

头发没干时出门会感冒吗？

小时候，大人总告诉我：头发不干时出门会感冒。直到读了医学院，我才知道这完全是胡说八道。为什么大人要这样说？真是蠢蛋。

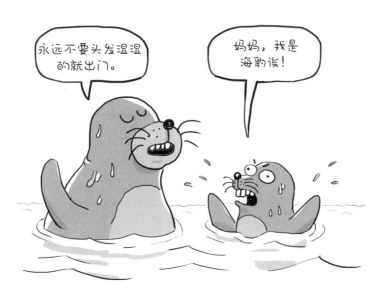

"真屎"与否？

身体各个部位都有毛发。

假的 大多数部位有，但并非各个部位都有。你永远不需要给自己的手掌、脚掌和嘴唇刮毛。

人死后指甲还会继续生长。

假的 你之前可能听过这个说法，人们也向来以为这是真的。实际上，人死亡后，指甲底部的皮肤会萎缩，看起来就像指甲长长了一样。呃。

手指甲比脚指甲长得快。

真的 手指甲的增长速度是脚指甲的两到三倍，这是件好事，因为脚指甲太难啃了（别假装你没试过）。常用手的指甲长得更快，且手指越长，指甲长得越快。

第七章
眼耳口鼻

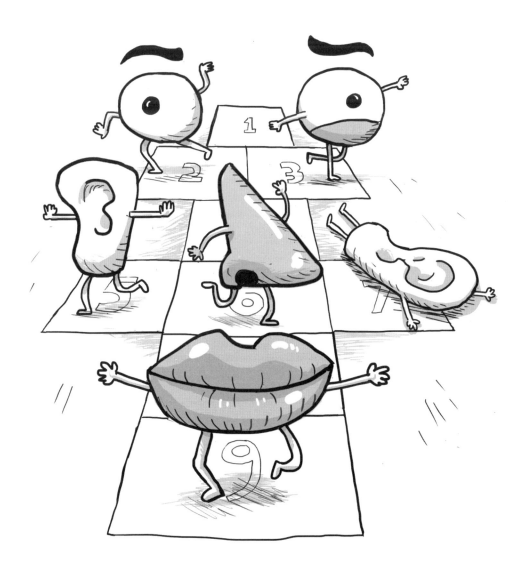

眼睛

我猜是威廉·莎士比亚曾经写道："眼睛是心灵的窗户。"好吧，他可能是个彻头彻尾的傻子，因为眼睛一点儿都不像窗户。它们其实更像照相机——事实上，眼睛是这世界上最为先进的照相机。它们每秒能捕捉数百万物体，并将信息超速送往大脑，由后者解析出所见事物的含义。这部相机唯一的不足在于无法安装滤镜，因此没法美化你家人糟糕的发型。

镜中所见的眼睛约占整个眼球的六分之一，剩下的部分都安稳地躲藏在头骨中保护性的圆形骨骼——眼眶中，露在外面的部分也有眼睑保护——坦白讲，它简直得到了皇室待遇。但对于你我这样拥有正常视力的人来说，保护好眼睛至关重要。

让我们一探这部小相机的究竟吧。

鸵鸟的眼球比它的大脑还要大（我不会对鸵鸟的大脑下任何粗鲁的结论。但你无法阻止我对此浮想联翩）。

146

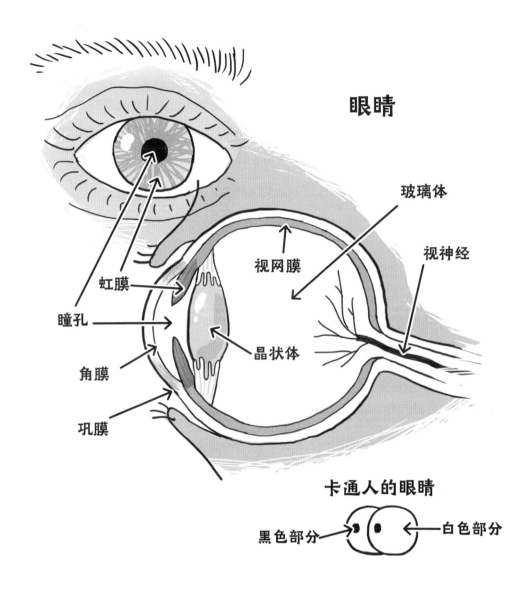

眼睛

玻璃体

视神经

视网膜

虹膜

瞳孔

角膜

晶状体

巩膜

卡通人的眼睛

黑色部分 → ← 白色部分

巩膜： 就像吃鸡蛋时会感觉蛋白很无聊一样，眼睛的白色部分也不那么有趣。巩膜就像一层白色油漆，存在的目的是保护你的眼睛睛睛睛睛睛。不好意思，巩膜太无聊，我不小心趴在键盘上睡着了。

结膜： 如果说巩膜是一层白色油漆，结膜就是覆盖在它上面的薄薄一层亮漆。如果这一层变粉或变红，就意味着你要么是个邪恶的赛博人，要么得了结膜炎，后者是一种感染性疾病，会使眼睛流泪或酸痛。结膜炎通常能够自愈，有时也需要眼药水来治疗。抱歉，对于邪恶的赛博人，我没有什么建议好提。

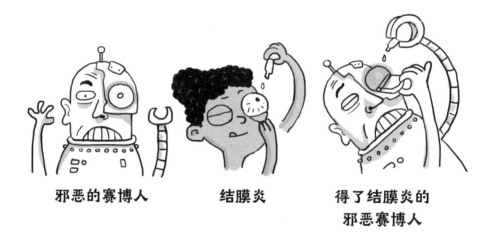

邪恶的赛博人　　　　结膜炎　　　　得了结膜炎的
　　　　　　　　　　　　　　　　　　邪恶赛博人

角膜： 我用一只眼睛偷偷地瞧，发现那东西的英文打头字母是"c"*。其实，我瞧不见那东西。角膜很难被人瞧见，因为它是完全透明的。它必须如此，因为……你正是透过这道屏障看世界（如果角膜不是透明的，你看世界的感觉就会像戴了一副满是油污的眼镜）。角膜还拥有快速自愈的能力。假如角膜破损，它在几天内就能恢复如初。笨拙的老皮肤可以多向它学学。

———————————

* 凯叔在此处借用了猜谜游戏"I spy"（我是小间谍）的开头。

有些人两只眼睛的颜色不同——这种情况很罕见，还有个特殊的医学学名（谁又没有呢？）：虹膜异色症。

玻璃体： 没有幽默感，我们会变成怎样的人？呃，如果你指的是玻璃体的幽默感，没有它的话，你会什么都看不见。玻璃体是眼球内的液体，没有它，眼球会变成一只瘪了的气球。

虹膜： 虹膜是眼睛中的彩色部分。你没猜错，同样是黑色素决定了眼睛的颜色，黑色素越多，眼睛颜色越深。最常见的眼睛颜色是……鼓点敲起来……棕色——十个人里大约有八个人拥有棕色眼睛。最罕见的眼睛颜色是亮黄色，同时点缀着粉色圆点和金色斜线条纹——压根儿没有人拥有这种颜色。

瞳孔： 抱歉，你的瞳孔其实并不存在。我知道，我知道——你确实看到眼睛中间有深色圆点，但那其实只是虹膜上开的洞，而并非一件真实存在的东西。虹膜通过调节洞的大小来决定放入眼球的光线的多少。假如周边很亮，瞳孔会缩到很小；假如很暗，它们则会尽量扩大，放入足够多的光线——就像你每天早上打开百叶窗让光线照进屋子一样。

晶状体： 晶状体可以指代一群名为水晶的人，也可以指代

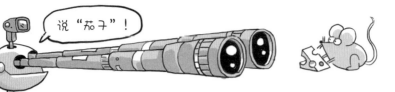

说"茄子"！

虹膜后的一小块放大镜。晶状体的英文名是"lens"——你可能在玩弄相机时见过这个词，意思是镜头。没错，眼睛中的晶状体和相机镜头有着完全相同的作用。

晶状体聚焦于图像，并把图像投射到眼睛后部（有点儿像用来将电影画面投射到屏幕上的放映机）。晶状体还可以通过改变形状来帮助眼睛聚焦——看近处的东西（比如你的手机）时它会变扁，盯着远处的东西（比如宇宙飞船）时它会变得细长。

视网膜：视网膜由数以百万计的光感受器组成，它们能告诉大脑此刻展现在你眼前的画面究竟是什么。光感受器分为两种不同类型——视锥细胞和视杆细胞。视锥细胞负责分辨彩色物体，视杆细胞则负责分辨黑白物体——就像你家那台废物老电视一样。视锥细胞和视杆细胞通过视神经将信号送往大脑，最终将由大脑判定你此刻盯着看的是个垃圾袋、暖气片，还是用黄瓜雕成的埃菲尔铁塔模型。

有的人睡觉时也无法闭眼，这被称为**睡眠眼睑闭合不全**。这种情况不太常见，假如它出现在你身上，一定要去找医生聊聊。首先，这种疾病会导致眼睛酸痛；其次，它会吓坏来你家过夜的好友。

你有没有想过为何猫头鹰的脑袋总是动个不停？这是因为它们的眼睛只能固定注视一个方向，为了看向左右，它们只能移动自己的脑袋。人类和猫头鹰不一样，因为我们拥有六块肌肉，能够牵动眼睛向不同方向移动——而且我们也不吃老鼠。两只眼睛通常注视同一个方向，假如两眼对准的方向略有不同，这种情况被称为斜视。斜视很常见，可以通过戴眼镜、做眼部锻炼或者做手术进行治疗。有些人的斜视很难治愈，但这只会让他们变得更为独特和可爱！

眼睛的其他功能

所以，我们现在知道眼睛很擅长看东西了，除此之外，它们还有什么功能？呃，事实证明功能还不少，比如眨眼、哭泣，以及发出镭射光线。

眨眼

眼睑不是只到晚上才会关闭的防盗门，它们白天也很努力。你眨眼时就像启动了一个浇灌系统，会在眼球外侧蒙上薄薄一层液体。而且和爷爷奶奶出门时发誓会帮他们给植物浇水的你不一样，眼睑从不会不小心忘记自己的职责。事实上，它们一天会眨动约两万次。光线突然变强时，眨眼也会为眼睛提供阴影保护，同时它还能赶出误入眼睛的灰尘。眼睑可以说是身体自备的肉色挡风玻璃雨刷器。

哭泣

假如液体突然从耳朵或手指间冒出，一定会吓你一跳（而且我不会怪你），从眼睛里流出却并不稀奇。眼泪不仅能够向世界宣示此刻你正伤心欲绝或者快要把脑袋笑掉了，它还能够冲刷出误入眼睛的脏东西。流泪是眼睛天然的防御机制，因此，患花粉热时你会流泪——那是眼睛在试图用泪水冲刷出花粉。眼泪来自位于眼窝上方角落里的腺体，除了在脸上顺流而下，它还会流到鼻子里，所以哭泣时你也会流鼻涕。

你早起时肯定有过这种经验：眼睛周围有一层古怪的糊状物——它有时是湿的，有时是干的，有时还会把眼睑粘在一起。这东西叫**眼眵**，由黏液、灰尘和皮肤细胞组成（食谱免费给你）。醒着时，你的眼睛通常能够通过眨眼把这些东西挡住，但夜晚眼睑歇班时，它们会堆积形成胶水状物质，等着你早上醒来时处理。

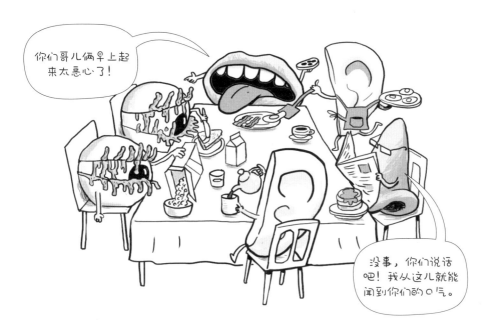

眼镜

眼睛是很精密的仪器，有时难免需要借助一些外力才能正常运转。事实上，大多数人一生中都需要和眼镜打交道。还记得晶状体如何通过变胖或变瘦把物体聚焦在视网膜上吗？其实，一旦晶状体的此种功能变弱，你看起东西来就会很模糊。随着年纪变大，你可能很自然地会需要眼镜。就像老年人的皮肤会逐渐松垮，看起来就像挂着的衣服一样，老年人的晶状体也会发生同样的变化。

有些人是远视，这意味着他们能够看清远处的东西，但看近处的东西时会很模糊。因此他们会伸直胳膊，把手机举到远处，这样才能看清楚上面的信息。另一些人则有相反的毛病，他们是近视——能够看清近处的东西，但看不太清远处的。眼镜是眼睛之外的另一副晶状体，能够将物体正确地聚焦在视网膜上。

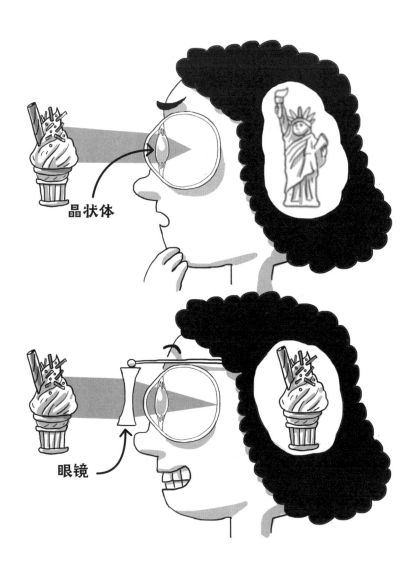

晶状体

眼镜

眼镜其实是很酷的装备。

发射镭射线

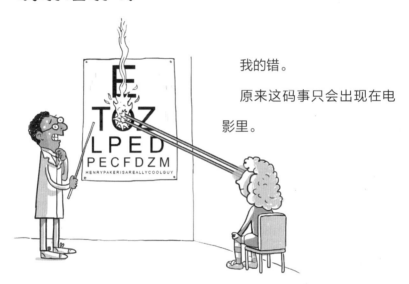

我的错。

原来这码事只会出现在电影里。

有些成年人会接受眼睛激光手术——很遗憾，这个手术并不会帮你从眼睛里射出镭射光线，相反，医生会将激光射进眼睛里，从而对晶状体进行微调，让它们能够正确聚焦。

失去视力

有些人患有先天或后天的严重眼部疾病，这可能意味着他们或部分（还保有一部分视力）、或全部（完全看不见）地永久失去了视力。这种情况有时发于双眼，有时发于单眼——因此，另一只眼要承担起更多的责任。人们失去视力的原因多种多样，可能是先天发育问题，也可能是后天罹患过感染、糖尿病或某些类型的癌症，还有些人因为在事故中受伤而失去了视力。所以下面我要说到的这一点非常严肃——永远不要用手戳别人的眼睛，即便你只是轻轻一戳，或者只想开个玩笑。

丧失视力的人也能过上快乐、有趣的生活，能拥有工作，也几乎能做视力正常的人可以做的所有事。科技发展意味着如今电脑能够帮助他们读出屏幕或书中的内容。在此之前，他们通常通过布莱叶盲文来阅读——这是一种特殊的书写方法，字词由纸上的小突起构成，看不见的人可以将手指划过特殊字词来阅读。有些丧失视力的人借助白手杖（类似一根棍子）行走，他们会用手杖敲击地面或扫来扫去，以检查前方是否有障碍物。还有人会和帮手手挽手走路，或借助导盲犬的帮助安全出行。导盲犬从小开始接受训练，它们特别聪明，且举止端正（皮平只能成为最糟糕的导盲犬——它总追着小鸟跑，还喜欢闻屎）。遇到导盲犬时，在没有人类主人同意的情况下，绝对不要乱戳它——导盲犬正忙着工作，而你绝不该打扰一个正在认真工作的家伙——就算它有好几条腿，或者长得特别可爱！

耳朵

可怜的耳朵。人们用尖利的金属物刺穿它，还把那东西叫耳环；人们用手指在里面钻来钻去掏耳屎；人们还强迫耳朵欣赏可怕的音乐。但你清楚脑袋两侧这两个张牙舞爪的朋友有着怎样的内部工作原理吗？

耳朵的主要工作是收集身边的声音，随后将声音传送至大脑，并由大脑分辨这个声音究竟代表着卡车在倒车、有人在演奏吉他，还是你的狗在放屁。

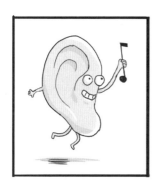
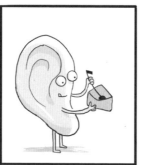
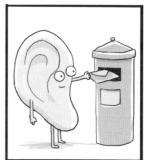

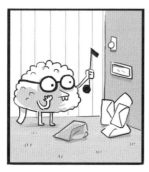
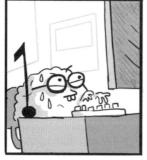
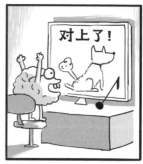

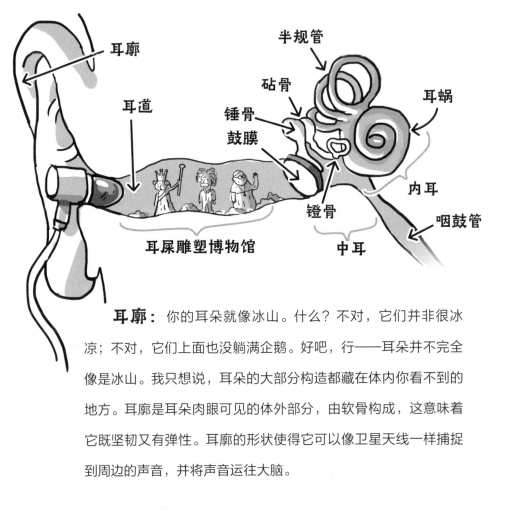

耳廓：你的耳朵就像冰山。什么？不对，它们并非很冰凉；不对，它们上面也没躺满企鹅。好吧，行——耳朵并不完全像是冰山。我只想说，耳朵的大部分构造都藏在体内你看不到的地方。耳廓是耳朵肉眼可见的体外部分，由软骨构成，这意味着它既坚韧又有弹性。耳廓的形状使得它可以像卫星天线一样捕捉到周边的声音，并将声音运往大脑。

耳道：威尼斯运河*是现代社会的一大奇迹——它优美、静谧、充满浪漫气息，而你的耳道里则装满了耳屎——不太适合贡

---

* "Canals" 一词除了指 "耳道" 外，也有 "运河" 的意思。

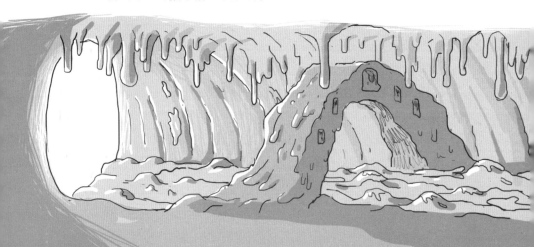

多拉[*]航行，自然也不太浪漫。假如感觉不太舒服，医生会将仪器探进耳道检查；不想听老师讲话时，你堵住的也是这个部分。

鼓膜： 英文名为"eardrum"，也被称作"tympanic membrane"（假如你想用长一些的单词装装蒜）。鼓膜是位于耳道中一层非常薄的组织，它被紧紧拉伸撑满耳道，就像一张真正的鼓面。不过这面鼓不能用鼓槌敲，但它会在感受到声波时产生振动。

中耳： 你能猜到中耳位于耳朵中的何处吗？没错，在中间。恭喜你，赢得了三千六百万英镑大奖。中耳位于鼓膜的另一侧，由三块小骨头组成，它们分别名为锤骨、砧骨和镫骨（英文名分别是"malleus""incus"和"stapes"，或者"hammer""anvil"和"stirrup"。不清楚命名委员会为何要给每种骨头起两个名字。或许克莱夫闲着没事做吧）。这三块小骨

---

[*]　威尼斯特有的传统船只。

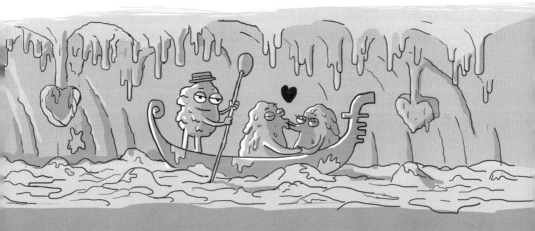

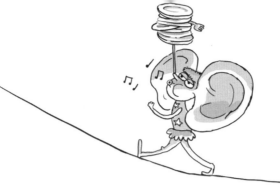

头组成了一条迷你流水线，能够将声波制造的振动传送到内耳中。哦，抱歉，那三千六百万英镑是骗你的。希望你还没有提前刷完信用卡。

内耳： 内耳是耳蜗的家——就是那个藏在脑袋深处、形状像蜗牛一样的小东西。

耳蜗非常重要，它能够将所有振动转变为神经信号，从而传输到大脑。耳蜗是靠成千上万的细毛实现这一功能的。

虽然你无法控制许多耳部问题的发生（我指的不仅仅是耳环大小），但做到以下几件小事，你就能一定程度保持耳朵健康。首先，不要把异物伸到耳朵里。我说真的，你的手指、棉花棒、铅笔、别人的手指……任何东西都不行。就算有块大耳屎真的让你苦恼，你想方设法想要它恢复自由身，但掏耳朵只会把耳屎越捅越深，还有可能损伤鼓膜。另一件事可能有些天方夜谭，就好像要求你不要再呼吸或者不要在路上随便戳小狗一样，但请听好：把耳机、电视和游戏的音量调低，不然你的听力真的会受

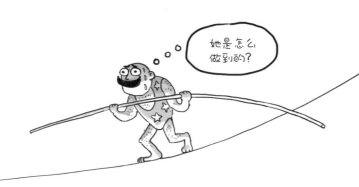

损。没有（这部分是我自愿写的），你父母没掏钱给我——因为这是真话。听力损伤通常是日积月累造成的，所以你很难意识到，一旦发现自己听力下降，一切都太晚了。

平衡

内耳有份出人意料的兼职，即它在伦敦西区剧院制作的音乐剧——《猫》中担任伴舞演员。不，听起来不太对劲。它其实负责让你在地面上直立。耳蜗旁有三个细小的、被称为半规管的弯形管道，其中装满了液体，能够告诉大脑你的脑袋是否处于移动之中。刚从巨型过山车上下来时你总会感觉摇摇晃晃，知道这是为什么吗？这是因为半规管中的液体仍在移动之中，因此大脑以为你还在摇晃，但与此同时，眼睛告诉大脑此刻你正站定不动，大脑很困惑，突然间……哇哦，事情看起来有些古怪了。晕船的原理也是如此——内耳告诉大脑此刻你正在移动，但眼睛向船舶四周打量，发现一切是静止不动的，突然间身体一阵糊涂，你中午吃的那个吉士汉堡出乎意料地被吐了一地。

耳屎

耳朵中的许多东西你或许一辈子都没见过（但愿你从没见过自己的耳蜗或中耳部分的骨头——它们本身就被设计成了身体内部构造）。但我敢说你肯定很熟悉那种古怪、黏糊糊、棕黄色的东西，你管它叫耳屎（而医生管它叫耵聍）。耳屎是身体的防御机制之一，能够用自身黏稠的特质阻挡灰尘入侵耳朵内部组织，从而预防感染。它还能帮耳道皮肤保持潮湿，从而提供保护。

和你的牙齿以及卧室不同，耳朵能够实现自我清洁，耳屎在完成吸尘任务后也会自行离开耳朵——通常会在你睡着时掉出去。不过有时耳朵可能会被耳屎堵住一点儿，导致疼痛或听觉障碍。但愿你还记得我几秒钟前刚刚讲过的：不要把任何异物放进耳朵，没错，棉花棒也不行。如果耳道是耳屎中枢，它肯定有办法清除掉多余的耳屎。幸运的是，你完全不需要借助火柴棍解决问题，而是找到你身边看起来最友善的那个成年人，然后叫他/她去药房买滴耳液给你就行。假如滴耳液不起作用，那就需要去看医生，后者可能会用迷你吸尘器帮你进行清理。

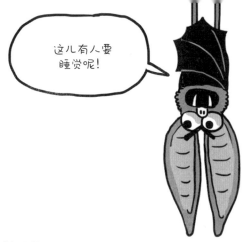

这儿有人要睡觉呢!

耳朵感染

耳朵发痛?没错。体温上升?没错。有恶心的液体流出来?没错。听起来像是耳朵感染——意思是你耳朵里有些脓液想要逃跑。中耳处有个逃生出口,名叫咽鼓管(请不要和尤斯顿站地铁*弄混了,后者是伦敦的一个地名),它可以把液体抽到喉咙中——请不要试图想象这个恶心的画面。咽鼓管有时会阻塞,搞得你很不舒服。医生会把小手电筒探进你的耳朵,然后告诉你它能够自愈,还是需要药物来消肿。

有些听力极好的动物的耳朵(好吧,耳廓)巨大,大耳廓可以放大声音,它们甚至能听到蚂蚁放屁。不过大象并不属于其中之一——它通过大耳朵散热,这样能够在烈日下凉爽下来。亚洲象的生活环境比非洲象的更凉爽,因此它们的耳朵相对就更小。

---

* 尤斯顿站地铁(Euston Station Tube)与咽鼓管(Eustachian Tube)的英文发音很像。

鼓膜和任何一种鼓面一样——如果敲击得太过用力，它就会爆。如果不及时治疗严重的耳朵感染，淤积的脓液（抱歉，破坏你的胃口了）可能导致鼓膜破裂。鼓膜破裂的另一个原因是被异物——比如棉棒——戳到（早告诉过你了……）。巨大的噪声——例如爆炸声，以及狠狠扇其他人耳光（你怎么可能做这么可怕的事），都可能使鼓膜爆裂。最后，气压的剧烈变化也有类似效果——这种情况常见于潜水员。破裂的鼓膜通常能够自我修复，但有时也需要借助手术，在极少数情况下会发生鼓膜修复后听力仍无法复原的情况。我想说的是，最好一开始就不要把它捅个洞！

耳廓中的细毛非常讨厌噪声。在吵闹的地方，细毛会倒下去，因此在之后几个小时里，你的听力都无法完全恢复。假如知道自己要去很吵的地方，最好提前戴上耳塞，因为噪声可能导致永久性听力损伤。此外，耳塞还能帮你挡住那些讨厌的胡言乱语。

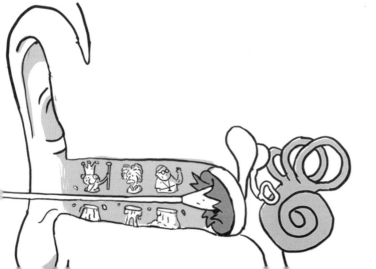

听力丧失

英国大约有一千万听障人士。有些人天生就罹患听力丧失，其他人则是在童年或更晚些时候失去了听力。丧失听力的原理有许许多多，例如吸烟的人在年老后就更容易丧失听力——另一个（其他还有无数个）你不该吸烟的理由。

有些听障人士能够读懂唇语（和你想得一模一样——意思是通过别人的嘴型就知道对方在说什么），有些则借助手语——动手、动脸——交流。看电视对听障人士来说并不成问题，有些节目有字幕，有些则角落里有个小男人或小女人，把电视中的对话翻译成手语。

英国手语和美国手语完全不同——假如你会英国手语，美国手语对于你来说就是一门外语。美国手语和法国手语——而不是英国手语——更接近。

我的意思是，他们的身材其实和你我一样，只不过被缩小了。不，我的意思是，他们不是真的被缩小了，只是他们的画面被缩小了。

有些听障人士选择戴助听器——这是一种微型扬声器，能够放大声音。助听器分为许多种，有些被戴在耳后，另一些则直接被塞进耳朵里。我猜你之前肯定和戴助听器的人说过话，只不过完全没意识到。

你可能听过这样的故事：有的人之前什么都听不到，在植入人工耳蜗后突然能听到声音了。这是一种通过手术放置在耳蜗内的助听器，它能够直接向大脑发射电流信号。这简直是黑科技——而且，一旦被内置了电子设备，在技术层面上理解，你已经是个赛博人了，这事儿够酷。

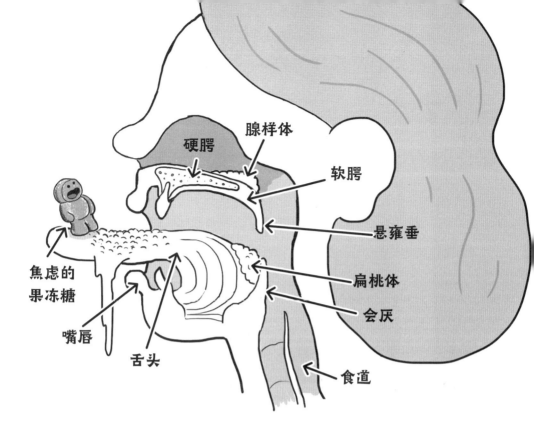

硬腭 腺样体 软腭 悬雍垂 扁桃体 会厌 食道 焦虑的果冻糖 嘴唇 舌头

嘴

　　你那张饶舌的大嘴中正在发生许多事情，系好安全带，让我带你四处看看。

　　扁桃体： 你可能已经通过那个广为人知的疾病名称——扁桃体炎——知道了扁桃体。但除了红肿发炎、让你感觉自己正在吞咽碎石之外，扁桃体还有其他作用——它是你嘴里的保镖——在喉咙后部巡逻，打跑企图溜到深处的微生物。扁桃体和腺样体是一对好兄弟，后者高悬在你的喉咙上方、鼻子后面，做着相似的工作。

但就像医生有时也会生病一样，扁桃体自己也会感染——这种情况就被称为扁桃体炎。它们会变得又红又肿，甚至覆盖满脓液，有时会导致脖子跟着一起肿胀。扁桃体炎在有些情况下会自行好转，有时则需要药物控制。假如吞咽很痛苦，有的医生可能会建议你吃些冰激淋来止痛（你没读错——医生真的会坚持让你服用冰激淋缓解咽喉疼痛）。假如扁桃体感染过于频繁，或者它肿得老大，甚至影响到呼吸，可能就需要动手术进行切除——这叫扁桃体切除术（tonsillectomy）（英文词根"ectomy"的意思是切除身体某个部位。例如阑尾切除术是"appendicectomy"，屁蛋切除术是"bumectomy"*）。

悬雍垂： 有没有想过你嘴里垂在那儿的一小块东西也有名字？好吧，今天你够幸运的——它叫悬雍垂，俗称小舌。悬雍垂有个极为重要的作用——能够帮你模仿狮子发出咆哮声。哦，它还顺

---

*　这个词是凯叔自己造的。

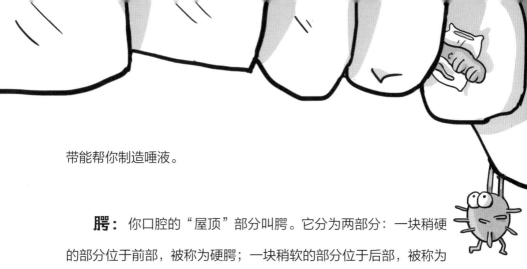

带能帮你制造唾液。

腭： 你口腔的"屋顶"部分叫腭。它分为两部分：一块稍硬的部分位于前部，被称为硬腭；一块稍软的部分位于后部，被称为软腭。说实话，不太有想象力哦——我会给克莱夫写封投诉信。软腭会在进食时关闭鼻孔，不会让你嚼一鼻子薯片，不然可就太不愉快了（但也许会让你的鼻屎尝起来更有趣）。

嘴唇： 所幸咱们有嘴唇，要不然你的嘴就没法完好地闭合，看别人吃东西的样子也会很恶心。而且，你讲起话来也会不清不楚，亲吻某人时牙齿则会大撞车。

舌头： 我不清楚你是如何，但我这个人很热衷于聊天和吃东西，所以假如我的舌头掉了，一定会很恼火，因为那样就既说不成也吃不成了。舌头上布满成千的小突起，被称为味蕾，它们会和鼻子里的感受器组成拍档，告诉大脑你正在吃一盘美味的面条或是一只可怕的卷毛狗。舌头还能帮助你在嘴里移动食物，随后像翻斗车一样把食物倒进喉咙里。

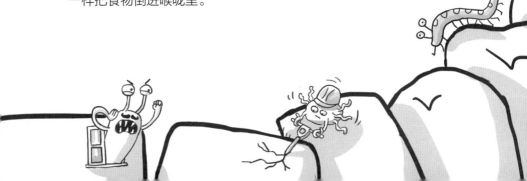

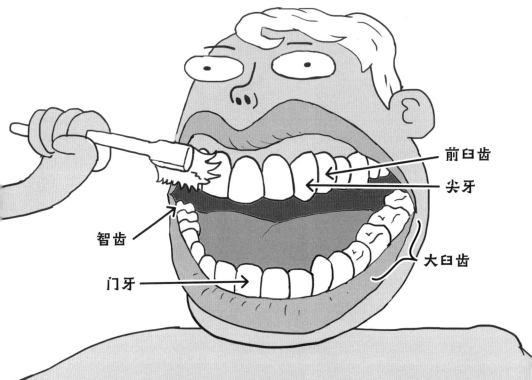

前臼齿

尖牙

智齿

大臼齿

门牙

牙齿

　　你可以尝出食物的味道，现在该大嚼特嚼了。首先登场的是宝宝牙，或者叫奶牙，或者科学一些——乳牙。它们通常出现在你几个月大的时候，最终会长二十颗。一个接一个，成人牙（或者叫恒牙）会把乳牙逐一顶落。成人牙大概在五六岁时出现，所以"成人牙"这个说法看起来有点儿着急。把掉落的乳牙放在枕头下面，接着……哗啦*！很奇怪为什么是掉落的牙齿，而非指甲或旧痂会让人发财。想象一下，假如有位旧痂仙子……算了，别想了，我有点儿反胃。

---

* 英文"cha-ching"是钱币掉落的拟声词。

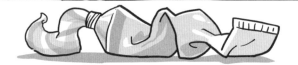

牙医把成人牙长出来的过程称为"萌出"，这个词也稍微夸张了一点儿。不过我猜，如果你一整天都得盯着别人的嘴看，只能想方设法给自己找点儿刺激。牙齿的大部分其实埋于表面之下——牙齿的下部被称为牙根，它像植物的根部一样深埋在你的颚骨中。

你一共有三十二颗成人牙。

8颗门牙： 它们是位于口腔最前部的锋利牙齿。门牙的英文是"incisor"，而"incise"一词的意思是"切割"——这就是门牙的功能，你的自带刀具组合。

4颗尖牙： 没错，尖牙，也叫犬牙，像是小狗的牙。它们紧挨着门牙，作用是撕碎食物，就像皮平无缘无故地把我全新的运动鞋撕烂。

8颗前臼齿： 它们的作用是压碎食物，就像垃圾车后面的翻转斗。

8颗大臼齿： 臼齿的表面是平的，能把食物磨得更细碎——就像胡椒研磨器。把食物咀嚼得恰到好处很重要，不然会惹恼你的肠胃（我保证，你绝不想惹恼那家伙）。

嘴唇呈现红粉色，因为这里的皮肤比身体其他部分要薄，所以能看到下面的血管！

4颗智齿： 它们位于口腔的最后端，在你差不多十八岁之前，它们处于休眠状态。智齿有时会长歪，需要被拔掉（被牙医——而不是你自己拔掉）。之所以叫智齿，显然因为它们长出来的时候，你已经比换乳牙时智慧了不少。不过我认为克莱夫有些歧视小孩，行了，两封投诉信有了。

牙齿和骨骼看起来颜色相近，其实完全是两种物质，因此牙齿不能像骨骼一样进行自我修复——对你来说是坏消息，但对牙医来说是好消息。一旦摔断牙齿，它就不会重新长出——除非读者您是一位乳牙还没掉光的小宝宝。

牙齿最外层的物质被称为**牙釉质**——这是人体中最坚硬的物质。牙釉质很隐忍，但它的承受也有极限——糖分、酸性物质和不按时刷牙会严重伤害牙釉质。因为至少每两分钟刷一次牙非常重要。不，说错了！是一天刷两次。

你一生下来就自带全部牙齿——恒牙就生在乳牙下面，像一辆双层巴士。

呼……如果失去牙釉质，牙齿内部的工作区就会暴露出来。这会导致严重牙痛，可能需要补牙——也就是将小块塑料或金属填充到牙齿缝隙里。长话短说：牙刷还是牙钻，你来选一个。

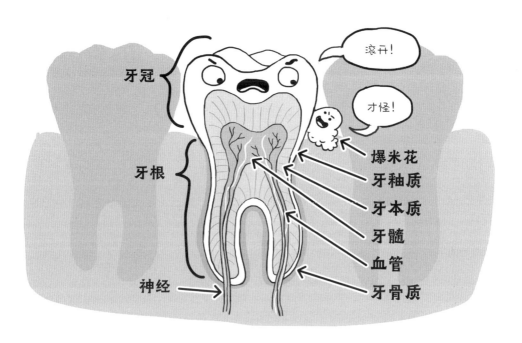

牙釉质下层是**牙本质**。牙釉质为它提供保护，以防它露出牙的本质（别，回来！我保证下次不会这么冷了！）。牙本质是牙齿的脚手架，帮助牙齿保持经典的牙型。而每颗牙齿的最中间是**牙髓**，里面填满了黏稠的液体，包含了全部的神经和血管。在牙根最底部、帮助牙齿紧紧固定在上下颚上的则是**牙骨质**——我想你一定可以猜出它的样子*。

---

* 牙骨质的英文是"cementum"，词根"cement"是"水泥"的意思，可能凯叔想说读者根据词根就可以猜出牙骨质的样子吧，哈哈。

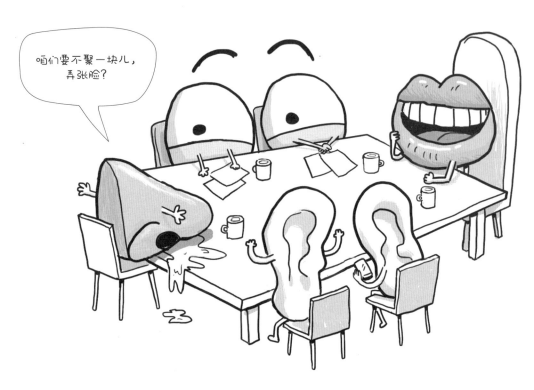

鼻子

你肯定认识这家伙： 坐在你脸正中央，底下有一对鼻孔，总有一根手指插在里面。你可能留意到了，这本书里画的骷髅没有鼻子。知道为什么吗？这是因为我们的插画师亨利极懒，不想费事画出鼻子。好吧，这是假话，其实是因为鼻子大部分由一种名为软骨的物质组成，它有些类似骨骼，但更湿软，也更有弹性。用手指按下鼻子试试，然后再按按额头——看出差别了吗？（不过亨利还是极懒的。他甚至没给插画上色。啧。）

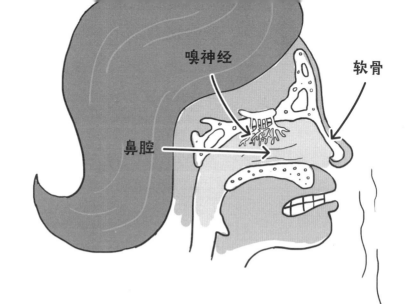

嗅神经

软骨

鼻腔

分隔开两个鼻孔的是鼻中隔，它也由软骨构成，因此便于移动（以防你想把一根更粗的手指插进去）。

我和你的肺聊过了，它们说最喜欢你通过鼻子呼吸。这是因为鼻孔中有毛，可以阻挡恶心的东西偷偷钻进肺里。我知道你不太愿意想鼻毛的事，但长鼻毛总好过长嘴毛——想想会有多少披萨粘在这些毛上。鼻子是唯一一个会在一生中不断变大的器官。

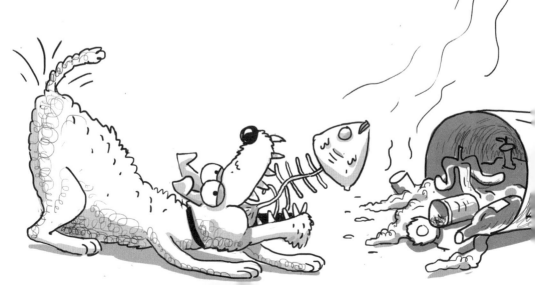

不过它并非有意增长体格，而是软骨会在重力的作用下下垂，导致鼻子变长。撒谎的话，鼻子也会变大——当然，这一点只适用于意大利老木匠雕刻的木偶。

鼻子的工作

我指的不是人们为了改变鼻子的形状而做的那些工作，而是你的鼻子在保持进出气体畅通之外所从事的其他工作。

辨别气味

闻东西是第一要务。你可能会好奇自己闻得如何——答案很简单：你闻起来很糟糕（抱歉，我没忍住！）。鼻腔最顶端有一束感受器，能够探测到你周围不同种类的香味和臭气。闻到气味后，**嗅神经**会把信息传输到大脑，大脑则会告诉你是否需要用夹子把鼻子夹起来。

你的鼻子能分辨一万亿种不同的气味。你能想象自创世纪以来地球上曾生活过多少人类吗？——一万亿甚至是这个数字的十倍！一万亿是1,000,000,000,000种不同的气味——我猜你的脚是最臭的一种。

鼻涕

　　以上聊的内容都很有趣，但承认吧，你翻开这章的根本原因在于——鼻涕。如果说鼻子的首要工作是辨别气味，那它的第二要务就是制造鼻涕。鼻涕其实异常重要——它是鼻子自制的薄薄一层黏液，用来捕捉潜伏在空气中的灰尘或污染物。这些黏液一部分会流到鼻孔下方，在空气中风干——它们被叫作鼻涕、鼻牛儿或者美味的上午小加餐。

　　我可以劝你不要吃鼻屎，因为鼻屎里封存着许多可怕的微生物和其他东西，用手指挖鼻孔也可能伤害鼻腔内侧，但我又何德何能劝退你？你可能压根儿不屑一顾。虽然大人总试图阻止你挖鼻孔，但其实十个大人里有九个自己也会这么做——第十个则撒了谎。虽然吃鼻屎没有特殊功效（抱歉，鼻屎中并非富含维生素），但也不会给你造成太大伤害——当然，我的意思并非推荐你把它当作主要营养来源。不过挖鼻子前后记得洗手，但也别掘地三尺，好像要挖到澳大利亚一样。对了，永远不需要帮我做三明治。

　　假如你生病了，或对某物产生过敏，或室外天气寒冷，鼻子就会增加鼻涕的产量。此时，鼻涕可能化作涓涓细流从鼻孔流出，就像溢水的浴缸。但愿它最终能被纸巾接住（但据我了解，它更可能的归宿是你的袖口）。

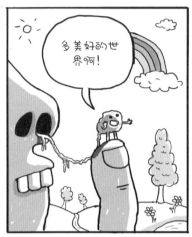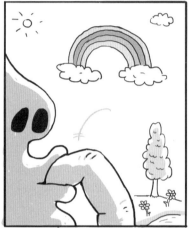

打喷嚏

当鼻子探测到异物，它会火速向大脑发去信号，大脑则会告知胸部肌肉快速行动起来，将空气通过鼻孔喷出体外（我聊的是打喷嚏，别想歪了）。如果想打喷嚏，最好尽兴而为（理想情况下，请用纸巾捂住口鼻）。假如迫使喷嚏半途而废，可能会引发严重后果，例如鼓膜破裂、损伤眼部血管，甚至肋骨断裂……我敢肯定你不想经历这些。啊——嚏！

流鼻血

幸运的是，血液大多数时间具备良好的自控能力，能够老实待在体内。不过有时它也会试图从鼻孔溜号。这可能是因为鼻孔内部遭到了干燥空气的刺激，或者你患了感冒，又或者一只离群的皮球不幸砸到你的脸上了。不过更可能的原因是你总把手指放在鼻孔里抠来抠去。流鼻血通常来说不是什么大问题，不过事发时最好还是喊一位大人来帮忙——这样你就能把血蹭在他们而不是自己身上。大人会让你在椅子上坐好，让你头部向前伸，以防血液灌到喉咙里——因为那滋味实在不好（当然，除非你来自德古拉家族）。大人随后会捏住你鼻子的中段，捏上大概十分钟，这样你家地板上就不会上演血腥大戏了。

女性的嗅觉通常强过男性。还有些人压根儿没有嗅觉——这种疾病被称为**嗅觉缺失症**。

179

凯的问题
加长版（欢迎光临）

为什么我有两只眼睛？

因为如果你长了十二只眼，看起来会很蠢。还有，两只眼能够让你看到3D图像。因为它们分别位于头部的不同位置，会向大脑发送略有不同的画面——你可以分别闭上一只眼试一试。通过将两个画面结合在一起，大脑就能解读出物体的远近。咱们不想撞到墙上，对不？

色盲是怎么回事？

色盲是一种颜色识别困难的疾病。最常见的类型是红绿色盲——这也许就能解释为何有人会在世界读书日穿成小绿帽的样

180

子。这种疾病的原因通常是患者天生缺少某类视锥细胞（视网膜里用来探测色彩的感受器）。色盲非常普遍，全球患者多达三亿人（而且大多数为男性）。

有时我能在眼前看到的那些古怪东西是什么？

他们叫"老师"。哦，你指的是有时从眼前滑过的小光点或者波浪线吗？向你保证，这回的答案绝对不恶心——绝不是有肉虫在蠕动着啃你脑子或类似的原因。这种情况被称为飞蚊症，非常普遍，也一点儿也不值得焦虑，你看到的很有可能是在眼睛中无害流动的玻璃体而已。但假如你担心自己的视力出了问题，记得及时向大人求助。

我们是如何说话的？

向外呼气时，空气会经过气管中名为喉头的部分，你的声带就在这里。当声带发生震动，就会发出声音（和小提琴的琴弦发声原理一模一样）。接着该轮到舌头和嘴唇上下摆动，将声音

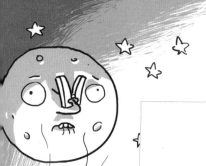

变为话语。举例来说，假如你想发出字母"b"的音，需要把嘴唇紧紧抿在一起；想发字母"u"的音，嘴唇要围成一个圈；想发字母"m"的音，还要抿在一起。行了，你刚说出了"bum"（屁蛋）这个词。

为何早起时口气总不太清新?

我知道你不喜欢找小家伙的麻烦，但细菌真的得为这件事负责。醒着时，在口腔中窜来窜去的唾液会把细菌冲走，但唾液在夜里会休息，细菌就会耀武扬威，让你的口气变得和皮平的一样糟。诶，我的牙刷去哪儿了？

分贝是什么？

分贝（decibel）是我们用来测量声音的单位，就像米是测量长度的单位。这个名字取自亚历山大·格雷厄姆·贝尔（Alexander Graham Bell），也就是电话的发明者。这样你就明白了，为何有时人们会说"我一会儿贝尔你一个"*——意思就是"一会儿给你打电话"（很幸运，他的名字不是亚历山大·格雷厄姆·大粪，否则就得用"粪贝"（decipoo）来测量声音，想打电话时，你得说"一会儿给你粪一个"）。分贝数字越大，声音也就越响。低声耳语大概二十分贝，普通对话是六十分贝，火车进站是八十分贝，有人大喊大叫则是九十分贝。八十五分贝以上的任何声音都会损伤听力，所以下次老师再对你大喊大叫，你可以告诉他/她这会侵害你的健康。不用谢。被关禁闭的时候记得带上我的书。

把贝壳贴近耳朵时为何能听到海浪声？

不，你没听到。你听到的声音和平时无异，只不过现在它们在贝壳内部来回反弹，因此听起来很不一样。好吧，我承认，确实有点儿像海浪。

---

* 原文是"I'll give you a bell"，译文为音译。

"真屎"与否?

眼睛看东西是颠倒的。

真的 双眼传输给大脑的图像是颠倒的——天空在底下，大地则在上面。幸运的是，大脑非常善解人意，能够立刻把图像翻转到正确位置，这样你才能解读画面，不会被倒挂在天花板上的自己吓坏。谢了，脑哥!

距离电视太近会伤害眼睛。

假的* 但对坐在后面的人来说，这样的举动确实很让人恼火。假如那人用靠垫丢你、叫你滚开的话，确实对健康不利。

有的人打起呼噜比电锯还响。

真的 有些人的呼噜声比割草机、吸尘器、流行音乐会——没错，还有电锯——更响。我就和这样的一位住在一起，简直是噩梦——他打起呼噜就像一头犀牛放了一整夜屁。打呼噜是由口腔中的某些部分——例如腭和舌头在睡梦中受到气流冲刷引起的。

---

* 本书简体中文版编辑部的五名"四眼仔"都反对该观点。

睁着眼睛打喷嚏，眼珠子可能会蹦出来。

假的 大多数人打喷嚏时会自动闭上眼，但假如忘了闭，也不会发生什么坏事。你的眼睑没那么强壮——假如眼珠子决意要从眼眶中飞出来，小眼睑是无力阻挡的。

这种事绝不会发生：

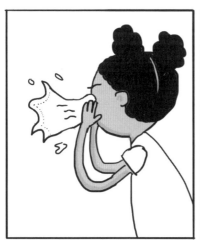
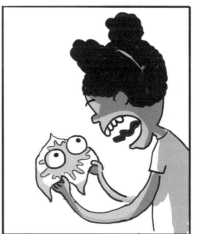

人可能听见色彩，并闻到字词。

真的 有些人拥有名为联觉的感觉能力，表现为各种感官混为一谈。这种现象不常见，但确实存在。看看日历——今天可不是四月一日。（除非你恰好在四月的第一天读到了这段话，否则就不得不选择相信我。）

蛇用尾巴来听声音。

假的 用尾巴听声音？太荒谬了。不，蛇实际上用颚骨听声音。在你卧室地毯上滑行的同时，它们会用下颚来感受地面震动。抱歉，我想说的是森林，不是卧室。你的卧室地毯上绝对没有蛇，必须的。

睡着时也能听见声音。

真的 身体或许在休息，但耳朵还得上夜班。睡觉时，你的大脑会忽略耳朵传来的大部分信息，但仍会偶尔进行拣取——或许你在那堂法语课上还是学到点儿东西了？

第八章
骨　骼

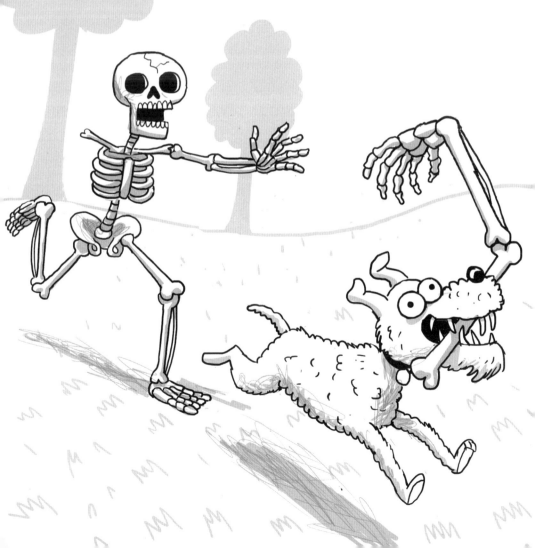

没有骨骼，你会是什么样子？ 我可以提供确切答案——你会摊在地上，就像一只巨型皮肤帆布袋，裹着一堆内脏，看起来是又大又没形的一坨。也像一块长了眼睛和毛发的果冻。幸运的是，骨骼改变了你作为人形豆袋沙发的命运，或许你应该因此多了解它一点儿。

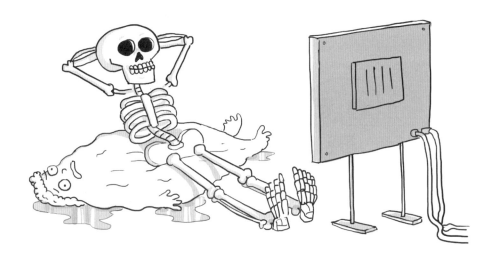

骨骼不仅帮助你支撑身体造型，还能够让你实现走来走去、做跳跃运动、打英式篮球（netball）、打人等动作（请不要打人）。不仅如此，它还是一副铠甲，保护那堆黏糊糊的内脏——例如大脑、心脏和肺部安全。没有骨骼，你不小心摔倒时就会导致大脑、心脏和肺部发生血花四溅的可怕爆炸（说实话，那画面可不太美）。

大脑被头骨小心地收藏好，心脏和肺部则躲在一个保护笼（你的肋骨）里。除了防止器官遭受伤害、帮助你四处活动，骨骼还有一项令人惊讶的副业——制造血细胞（你可能记起我已经讲过了。抱歉，我怎么成了一位老朽，总不断重复同样的话）。骨骼就像一大块硬糖，由很多层构成——只不过看起来更恶心一些。（除非你是皮平本尊——她最爱老骨头，而且要在泥塘里泡过的那种。）

　　我原本不打算列出骨骼的不同部分，因为读起来会有些无聊，但我认识的一位叫李的朋友是骨外科医生（就是给人看骨头病的那种），他再三强调骨骼结构非常重要，必须得告诉大家（哈欠），好吧。

　　骨膜：这是骨骼最外面薄薄的（以及无聊的——多谢了，老李）一层。骨骼的血管和神经都位于此处。太令人兴奋了。

　　密质骨：骨膜下面一层叫密质骨，也可以叫无聊骨。

　　松质骨：咱们再深入一层，下面就是无聊的老松质骨了。它具备一些海绵质感，中间有不少缝隙。有点儿像雀巢Aero牌巧克力。

骨髓： 这是骨骼最中间呈半流质的一层，也是制造血细胞的部分。说出一种血细胞类型，啪！骨髓就能给你造出来。红的——可以！白的——不在话下！血小板——难不倒！不过还是有点儿无聊。要怪请怪老李。

骨骼还能储存类似钙这样的矿物质，而钙来自我们每天喝的牛奶。不过小钙很低调——你绝对听不到它炫耀自己做的那些聪明事。不像那张大嘴——我天，每天说个不停！

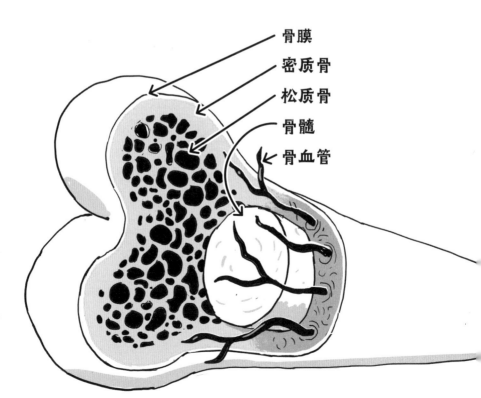

骨膜
密质骨
松质骨
骨髓
骨血管

你一直在制造新的骨头！（不幸的是，这并非意味着骨骼能做什么有趣的事，比如长出翅膀或者冒出一条新胳膊，让你能边吃三明治边玩电脑。）骨骼能不断清理老旧的骨细胞，以新细胞取而代之——这就是骨折后能够痊愈的原理。每五年，你身体的骨骼就会彻底更新一遍。

头骨

你可能以为头骨就像一个又大又无聊的骨头形状的足球，但它其实由二十二块不同的骨头组成，它们完美缝合在一起，组成了你聪慧或愚蠢的脑袋（请视情况删除，取决于你的脑袋到底是聪慧还是愚蠢）。下面是一则好消息：有二十三块骨头紧紧相连，安全地将大脑锁在里面……只有一块例外——它更喜欢动来动去。知道是谁吗？好的，后面发型很糟糕的那位男同学。答对了——下巴！下巴（或称下颌骨，这是它的学名）是一块带铰链的奇迹之骨，可以自由移动，让你能够咀嚼食物，并且在大家面前吹嘘这本书多么好看，如何改变了你的人生。

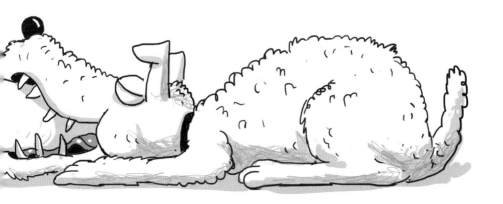

脊椎时间

头骨的下面就是脊椎了，也被称为脊梁骨，或者"กระดูกสันหลัง"（假如你讲泰语）。它的构造非常精妙，一方面，脊椎需要极其强壮（这样才能够保持身体直立，保护你珍贵的脊髓，并支撑起你的大脑袋）；另一方面，它也要极具柔韧性（这样你才能系鞋带，你叔叔才能在圣诞节家庭聚会时秀出他糟糕的舞技）。为同时实现这两种功能，脊椎由许多被称为椎骨的小骨头组成，总共三十三块，它们环环相扣，就像一条乐高蛇。

脊椎最上面的七块骨头叫**颈椎**，英文名是"cervical vertebrae"。敢猜猜"cervical"是什么意思吗？以"bo"这个音开头……没错，菠菜。不，抱歉，我说错了。我是想说脖子来着。

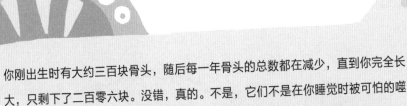

你刚出生时有大约三百块骨头，随后每一年骨头的总数都在减少，直到你完全长大，只剩下了二百零六块。没错，真的。不是，它们不是在你睡觉时被可怕的噬骨大怪偷走了。（也有可能。）不，它们还在你的身体里，只不过成了兄弟——意思是相互融合，变成了更大块的骨头。有点儿像一袋融化了的巧克力豆，冷却下来后会变成一块超大的巧克力。

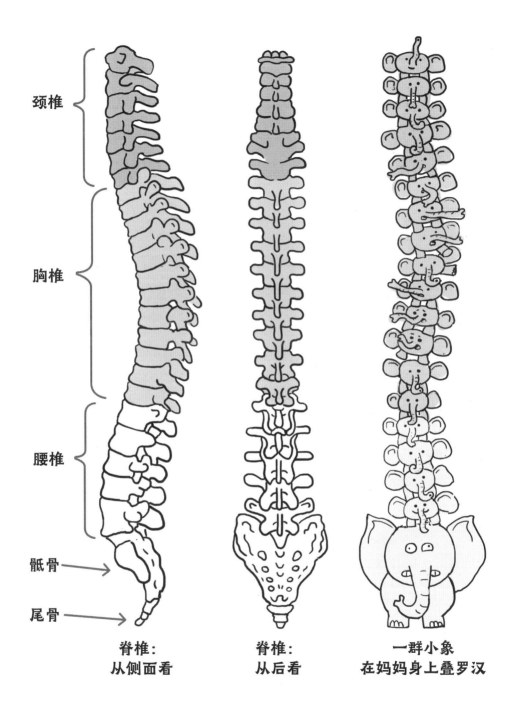

颈椎

胸椎

腰椎

骶骨 →

尾骨 →

脊椎：
从侧面看

脊椎：
从后看

一群小象
在妈妈身上叠罗汉

十二根**胸椎**位于中间部分，和肋骨相连，是用来保护心脏和肺部的骨群的组成部分。胸腔非常有弹性。深深吸口气，观察一下胸部向外扩张的幅度，那就是肋骨在为装满空气的肺腾出空间了。假如肋骨不外扩，就会刺破一边的肺，你绝不想经历这种噩梦。

下面轮到**腰椎**和**骶骨**了，它们位于最下端，就是大人摸着它大叫"我的腰！"，然后需要躺下休息的那部分。

最底下四节椎骨全连在一起，被称为**尾骨**。

人体中最长、最强壮的骨头是大腿骨，医生们也称它为**股骨**（请不要和狐猴搞混[*]——狐猴住在马达加斯加的树上。不过你可能不太会搞混吧，毕竟它们太不一样了）。你的老长股骨从臀部开始，一直延伸到膝盖。而身体中最小的骨头是镫骨——你在上一章里见过它，就是藏在耳朵最深处的那块骨头。它只有一颗米粒大小，不要弄丢了！

---

[*] 股骨（femur）与狐猴（lemur）的英文比较像。

尾骨能在你坐下时帮助你保持平衡，但它曾经拥有更有趣的功用。你低调的尾骨其实是——太兴奋了，答案即将揭晓——你尾巴遗留下来的部分。没错！你曾经长过尾巴。好吧，不是你本人，也不是你的家人（除了你那位长满绿色鳞片，舌头很长，还会吃昆虫的阿姨）。我指的是好几百万年前，有一天，大自然发现我们不再需要在树上荡来荡去，所以不再需要尾巴，于是就只剩下了尾骨。要我说，很不公平（我很可能用自己的尾巴扇掉屁臭）。

长颈鹿的脖子和人类的脖子由数量完全相同的椎骨组成。长颈鹿的椎骨只大那么一点点（这，好吧，它们超大）。

你的双腿并非直接和脊椎底部相连（假如你是一位简笔画人物，多有冒犯，你的腿确实和脊椎相连）。脊椎和腿都被连接到了一块酷似宝路牌（Polo）薄荷糖、名为盆骨的奇怪骨头上。对了，它只是形状——而非味道——很像宝路薄荷糖。说实话……我也没舔过盆骨。或许你的盆骨确实很新鲜，散发着薄荷气息呢。

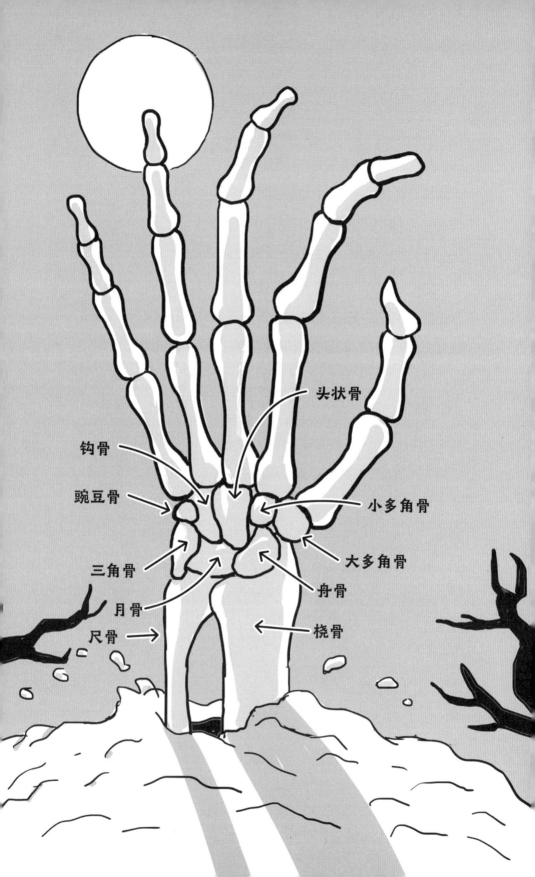

手部

你的手部有太太多块骨头——真抱歉，这部分需要学的内容很多。单单一个手腕就由八块骨头（统称为腕骨）组成，每一块都有属于自己的怪名字：**舟骨**（Scaphoid）、**月骨**（Lunate）、**三角骨**（Triquetrum）、**豌豆骨**（Pisiform）（没逗你）、**钩骨**（Hamate）、**头状骨**（Capitate）、**大多角骨**（Trapezium），还有**小多角骨**（Trapezoid）。连医生都很难记住这些名字。下面向你透露我的诀窍——只需要记住由这些英文单词首字母所组成的句子："别舔那坨屎，可怕的孩子。啧啧（**S**top **L**icking **T**hat **P**oo, **H**orrible **C**hild. **T**ut **T**ut.）。"

然后是你手掌部分的骨头，也被称为**掌骨**。克莱夫和他率领的命名委员会显然起名字时不太有灵感，因此将它们简单称呼为第一、第二、第三、第四和第五掌骨。握紧拳头，那五个突出的关节就是掌骨末端。现在请松掉拳头——你要吓死我。

凯
糟糕的作者

怕克
优秀的
艺术家

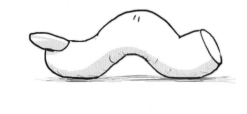

拇指： 其他手指都由三块骨头（被称为指骨——就像你多在乎似的）组成，但大拇指仅有两块骨头。虽然在骨骼方面略显不足，但其他方面的优势也足以弥补。大拇指最为强壮，和其他手指相比，能向更多的方向移动，而且是你最常用到的一根手指。想想你用手做的事情——极有可能要牵扯到大拇指。好，行吧——抠鼻子时不用。但你吃饭、攀岩、写作和弹前面同学耳朵时都要用到大拇指。

食指： 这根手指能够做最为精巧的动作，所以你在写字和绘画时，会用它来指挥行笔方向。它也是我用来打字的唯一一根手指——你简直猜不到写这本书花了我多长时间。

中指： 中指通常要和其他手指一起使用，比如打响指时要同时用到它和大拇指。不过有时它也会单独出场——例如你父母开车外出并差点儿被另一辆车撞到时。

无名指： 几千年来，人们都把订婚和结婚戒指戴在这根手指上，因为他们相信一个古老的传说——无名指中有根直通心脏的静脉。

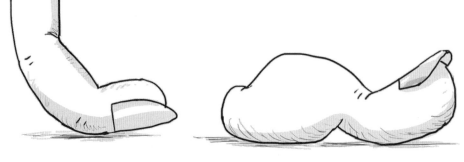

这不仅是胡言乱语，而且你已经知道了，心脏和爱没有半毛钱关系——它不过是一大块血糊糊的肌肉。无名指和中指的内部机理（被称为腱）相同，因此不像其他手指一样可以独自活动。要我证明给你看？把你的手掌向下平放在桌子上，将中指向下卷，触碰到手心，现在试着抬起无名指。看见了吧——纹丝不动。蠢指头。

小拇指： 它很小，却很有能力，事实上，小拇指是手部一半力量的来源。如果非要剁掉一根手指，千万别选小拇指。科学家们其实已经提出建议，他们认为剁掉无名指对生活的影响最小。（幸运的是，我难以想出你要做出如此决定的场景！）

如果把你的胳膊伸到最远，然后用卷尺测量两只胳膊展开的长度，会得出和你身高几乎一样的数字。够聪明，对不？接着，把卷尺绕手卷五圈——你就会看起来像个傻子。

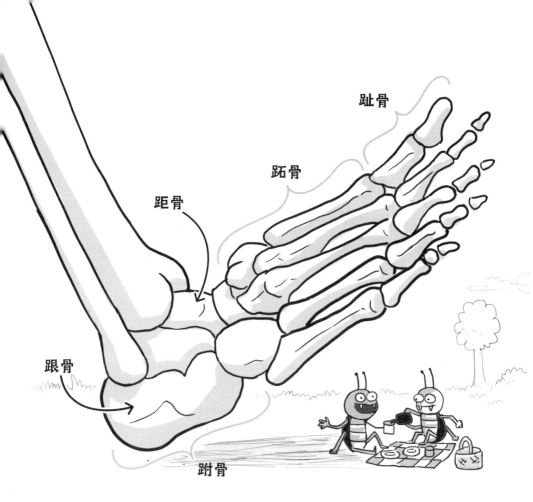

趾骨

跖骨

距骨

跟骨

跗骨

脚部

　　你可怜的双脚过着不太光鲜的日子，对不对？整日躲在鞋里，像被诅咒般带着一股驱散不掉的气息。而且，我们每天要数千次将全身体重压在它们上面。脚部其实比你想象的更为复杂——每只脚由多达二十六块骨骼、三十三个关节，以及超过

普通人一生要走超过十万英里的路——相当于绕着地球走四圈。希望你的鞋够舒服。

一百块肌肉和腱组成。脚的最后端是七块跗骨，包括了你的脚踝骨（被称为**距骨**）和脚跟骨（被称为**跟骨**）。它们前方是五块跖骨，有点儿像手部的**掌骨**。虽然在脚最前端的是你的脚指头。和手指类似，除了大脚趾，其他都由三块骨头组成。很奇怪它为何叫大脚趾，而不是脚大拇指。

关 节

你还记得那首儿歌吗？歌词是"头骨连着脖子骨，脖子骨连着肩骨，肩骨连着后背骨"[*]……呃，从医学角度来说，这些歌词全是一派胡言。你差点儿就跟着歌词学人体解剖学了。谢天谢地我来了。

---

[*]　歌词出自一首名为《枯骨》（*Dem Bones*）的儿歌。

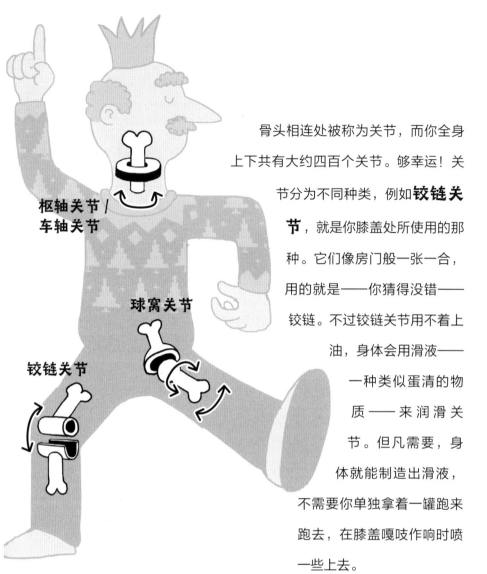

枢轴关节/车轴关节

球窝关节

铰链关节

骨头相连处被称为关节，而你全身上下共有大约四百个关节。够幸运！关节分为不同种类，例如**铰链关节**，就是你膝盖处所使用的那种。它们像房门般一张一合，用的就是——你猜得没错——铰链。不过铰链关节用不着上油，身体会用滑液——一种类似蛋清的物质——来润滑关节。但凡需要，身体就能制造出滑液，不需要你单独拿着一罐跑来跑去，在膝盖嘎吱作响时喷一些上去。

其他种类的关节更为复杂。例如你的臀部，需要向不同方向转动，否则你走起路来就会像阅兵仪式中的士兵，而且永远赢不了扭扭乐游戏（Twister）。

这时身体就会使用一套特殊的关节体系，被称为**球窝关节**——其中包含一个球和一个……你懂的。这样你的腿就能够向前向后、向左向右，甚至还能转圈。下次踢足球时，记得感谢你的球窝关节（还有下次当你的叔叔在圣诞节跳起怪舞时，你也可以怪罪球窝关节）。

快！看你左边！有只房子大的狼蛛正跑过来咬你！骗你的（但愿吧），但转动头部时，你使用了脖子中的**枢轴关节**。枢纽关节的设计可以方便其转动，原理就像绕着巧克力手指饼干（试试看，很好吃！）转动的呼啦圈。

你认识这种人吗？他们总习惯掰动手指关节，发出恼人的咔咔声。这种可怕的声音其实来自滑液中的小气泡。有些人说总让关节咔咔作响会导致关节炎（我们过会儿就会讲到），可惜这并非事实。这样的谎言口耳相传，只是因为有人太讨厌这种声音，巴不得别人马上停下来。咔——咔！啊，好多了。

关节异位的意思是它离开了原有位置，因此无法正常移动。这种情况通常是受伤导致的，例如你不小心被弹落蹦床，肩膀着地。哎哟！关节可能会自动复位，也可能需要机器人管家送你去医院，让医生帮助复位——不过，如果你听听我的建议，最好一开始就不要做会导致关节异位的危险事。好了，我的蹦床课马上要开始了。

关节不止有骨头而已，还有韧带，它用来将所有东西连接在一起——它们基本相当于身体里的橡皮筋。韧带损伤是职业运动员最常受的伤（拳击手除外。他们最常受的伤是被人打脸）。

你可能认识那种自称有"双关节"的朋友，他们能把大拇指掰向手肘，或者能舔到自己的后背。其实他们并非比你我的关节更多，而是拥有一种名为关节过度活动（hypermobility）的能力——意思是他们的韧带拉伸力更强，所以能把自己叠得像纽结饼干（pretzel）一样。

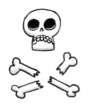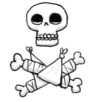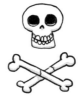

骨折

"棍和石，断我骨……"*这里要讲讲骨头真的折断后会发生的事情。

虽然骨头称得上是老顽固，但不幸的是，它们有时也会折断——除非你是超人。事实上，请跳过这部分，超人先生/女士。由于骨头总在不断生成新的细胞，它们大多数情况下能够体面地完成自我修复。顺便提一句，英文"fracture"和"broken bone"指的都是骨折——有人以为"fracture"的意思是轻微骨裂，但它其实只是医生用来形容骨折的华丽辞藻。

---

* 歌词出自艾伦·刘易斯（Aaron Lewis）的歌曲《棍和石》（*Sticks and Stones*）。

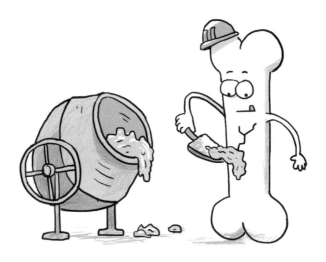

X射线是一百多年前由一位德国教授威廉·伦琴发现的。他最初称其为伦琴射线学，但因为过于拗口没能传叫开，现在人们都简称其为X射线——抱歉了，威廉！不过早在很久之前人们就知道如何治疗骨折了。事实上，三千多年前的古埃及人就记录过相关疗法。

X射线

骨折后最兴奋的事情莫过于拍X光片（不过还是不太值当——相信我，本人折断过三只脚踝。不，我的意思是，我的同一只脚踝骨折过三次。本人只有两只脚踝而已）。放射科医生（也就是X光片专家）会将X光机对准可疑的位置，接着用X射线照穿你。没错，照穿你。X射线是一种肉眼无法看见的特殊光线，它能够无痛地穿过你的皮肤、血肉、肌肉和其他零部件，随后从身体另一头射出。软组织在X光片上呈现为黑灰色，而由于骨骼更加坚硬，难以被X射线穿透，于是就会呈现出白花花的一片。接着，嘿咻！骨片拍好了，上面显示出了骨折的位置。

假如X光片显示确实发生了骨折，最重要的是先把这张照片上

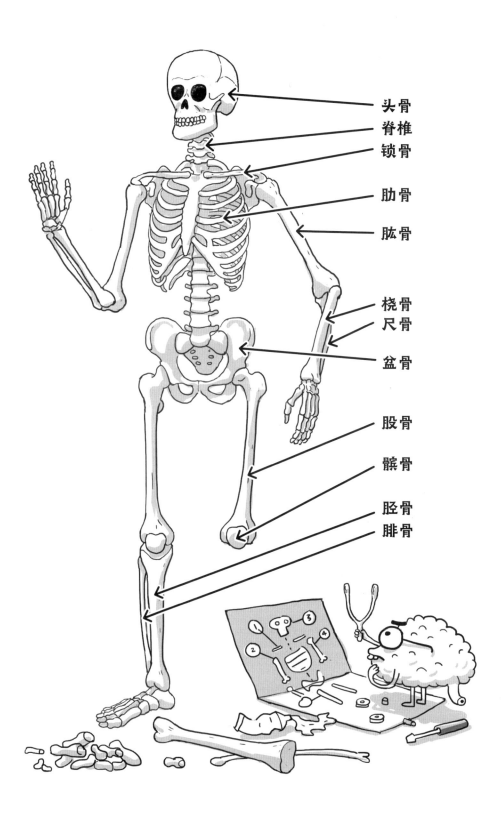

头骨

脊椎

锁骨

肋骨

肱骨

桡骨

尺骨

盆骨

股骨

髌骨

胫骨

腓骨

传到网上。开玩笑，你可能应该先去寻求医生或护士的帮助。大多数情况下，只需要将断骨处绑好并静置几周即可。假如断骨处动来动去，就没法很好地自我修复，患处未来也会十分脆弱。此外，乱动的话，骨折处会发出钻心的疼痛。假如是锁骨（collarbone，也称clavicle——送给爱装酷的朋友）骨折，你可能需要戴吊腕带；如果是其他地方骨折，则需要裹上一个大石膏靴或其他固定石膏。除了能让患处不随便移动，石膏还能防止断骨受到二次伤害。最重要的是，石膏可以让你的朋友们在上面随意涂鸦、龙飞凤舞地写脏话或者隆重宣告谁是世界头号臭屁王。

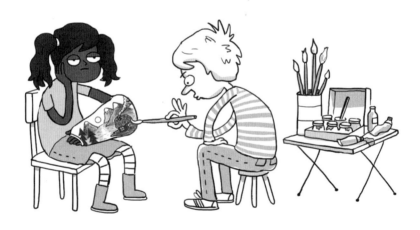

X射线是查看断骨的最简便方法，除此之外，医生也有其他选择——例如**CT扫描**（computed tomography，电子计算机断层扫描，如果你有兴趣知道）和MRI（magnetic resonance imaging，核磁共振成像，说实话，你真想知道吗？）。接受CT扫描和MRI都需要你平躺在一个椭圆形的塑料机器里接受拍照。CT扫描仪使用的是一种特殊X射线，MRI扫描仪则利用了强力磁铁。因此做核磁共振时一定不要戴手表，否则强力磁铁会扯断表带，把表盘吸到扫描仪里。更重要的是，如果你体内有金属物质，也不能接受核磁共振，否则那东西就会撕裂你的身体，被吸到……不行，太恶心了，甚至超过了本书的尺度。

只有很罕见的情况下，两部分（三部分，或者十五部分）断骨的状况十分糟糕，无法自我愈合，这时候就需要接受手术，将特殊的金属钉或金属杆植入，将断裂的骨头固定在一起。往消极方面看，做手术绝不是什么趣事，你得花上一段时间才能痊愈。往积极方面看，以后每次坐飞机经过安检门时你都会发出哔哔声，这时你可以淡然地向安检人员解释，其实你的腿部有个很酷的金属小部件，严格来说，你是个半机器人。

有些人天生缺少胳膊或双腿，甚至连四肢都没有。还有些人后天因为事故或疾病失去了肢体。现如今，上述人士可以安装人工胳膊或双腿（也被称为义肢）。

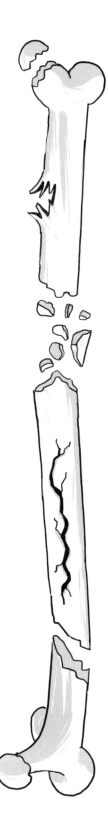

市面上甚至还有能够接收脑电波的义肢，这样大脑就能指挥义肢行动。

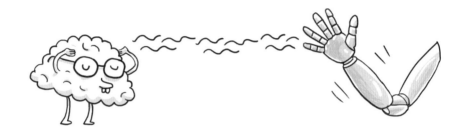

　　有些穿义肢的运动员几乎和正常人跑得一样快。伴随着科技不断进步，不久的将来，义肢选手或许能够成为世界上速度最快的飞毛腿！

关 节 炎

　　英文词根"itis"指的是身体某处肿胀而发炎。举例来说，我们之前讲过了"conjunctivitis"（结膜发炎）和"tonsillitis"（扁桃体发炎）。那么"arthritis"一词里的"arth"是哪里呢？不，不是你想的那样*。"arth"指的是关节。关节炎常见于

----

* "arth"和"ass"同音。

老年人，会使他们的关节又疼又僵硬。虽然不常见，但一些年轻人也会遭受关节炎之苦，这种特殊疾病被称为幼年特发性关节炎或JIA。物理疗法对于此类患者很有效果，他们还可以通过服用止疼药缓解症状。

凯的问题

我的双手由多少块骨骼组成？

维修点帮我订了新按键，但要从美国邮寄过来，咱们得多等会儿了。

你的双手共有五十四块骨头，此外，双脚还有五十二块。它们加在一起，甚至超过了身体骨骼总数的半壁江山！要我说，有点儿贪啊。

我们为什么不再长高了？

你能长多高并非取决于你是否能乖乖吞下面包皮和绿色蔬

菜。没错，恐怕你是落入了大人挖好的陷阱（不过摄入蔬菜对于骨骼强壮至关重要。抱歉，没法让你就此脱离西兰花的苦海）。

你的身高基本上在出生那天就注定了——它主要取决于你父母的身高。假如你一直梦想成为一名头顶房梁的篮球明星却未能如愿，现在知道该责怪谁了。骨骼生长到它所预设的长度时，荷尔蒙就会指挥它们停止生长——你的个头能长到大约十八岁，那就是你的成年身高了。

我有多少根肋骨？

抱歉，我不清楚……你大概有十二对肋骨（也就是二十四根），但有些人可以骄傲地宣称自己拥有第十三对肋骨——它们体格小巧，位于所有肋骨的最上面。多余的肋骨可真让人头疼（说真的，它们可能导致颈椎疼痛）。

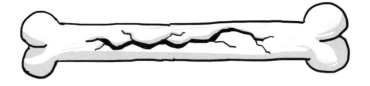

"真屎"与否?

你晚上时比较矮,早上时比较高。

真的 走了一天路后,椎骨相互间会被挤压得更为紧密。躺在床上时,脊椎会伸展开来,同时补充滑液。就像馅料越多的汉堡看起来越高一样,椎骨间充盈的滑液也会让脊椎更长——确切地说,大概能长上一厘米。不知你是否到过太空,有过相关经历的人或许还记得,由于脊椎不再受重力挤压,你比在地球上时要高出一截。

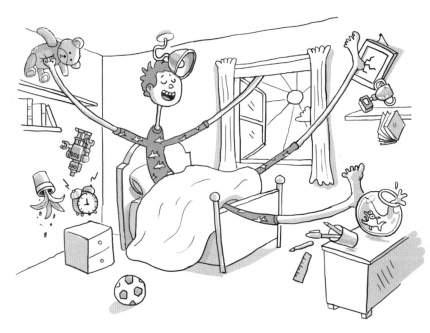

213

每块骨骼都和另一块相连。

假的 但只有一块骨头是特例。这个拒绝和大家玩儿在一起的顽固家伙名叫舌骨，是个呈现V型的独行侠，位于你舌头底部，和其他部分一起帮你实现语言功能。

笑骨[*]是胳膊上最大的一块骨头。

假的 笑骨压根儿不是一块骨头。有时你不小心撞到手肘，会感觉一阵发麻，这种情况被俗称为"磕到麻筋"。但那种麻痛感其实来自对尺神经的压迫。你上臂部分的那块骨头被称为肱骨，嗯……和我大声读一遍它的英文名"humerus"，有点儿像"humorous"，就是"幽默感"一词。或许这就是"笑骨"这一说法的来源。够经典，克莱夫。

---

* 原文是"funny bone"，类似于我们平常所说的"麻筋"。

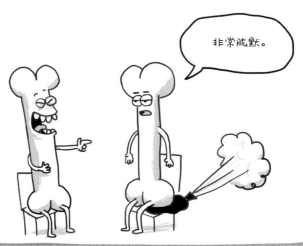

第九章
肌 肉

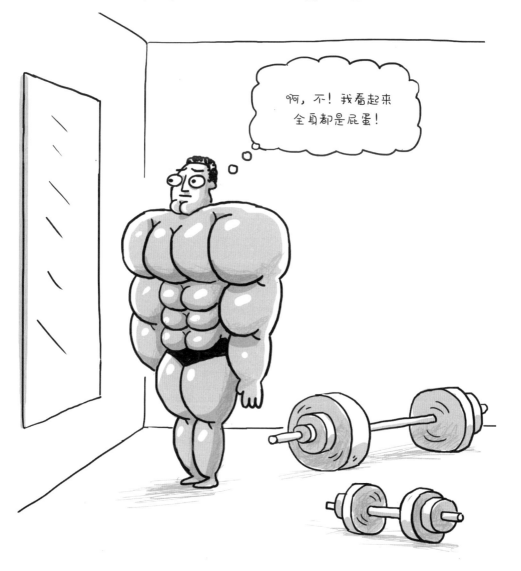

这一章，咱们来聊聊肌肉。 一提到肌肉，你可能首先会想到那些把生命的每一分钟都花在健身房里的人身上鼓鼓囊囊的那些肉块，或者超人的连体服下若隐若现的那些部分。但其实肌肉除了看起来很威风，能够让你一手打退坏蛋、另一手举起喷气式飞机外，它还有许多作用。说实话，没有了身体里大大小小的约六百块肌肉，你可能什么都做不了。我所说的"做不了"可不仅仅指你无法跳芭蕾舞、扭动耳朵、挑动眉毛或者伸出舌头。实际上，呼吸需要肌肉，吃饭需要肌肉，甚至心脏本身就是一大块肌肉——没了肌肉，你都活不成［所以请不要在易贝（ebay）上把它卖掉］。

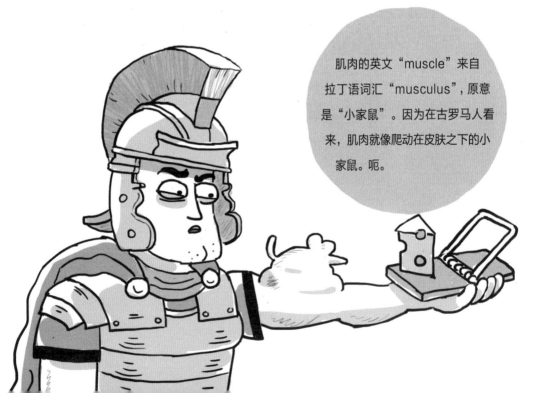

肌肉的英文"muscle"来自拉丁语词汇"musculus"，原意是"小家鼠"。因为在古罗马人看来，肌肉就像爬动在皮肤之下的小家鼠。呃。

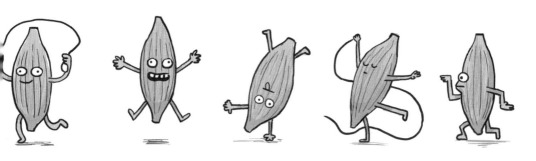

假如你想出门去跑步，或者抠抠鼻子，又或者想从某个抠鼻子的人身边跑掉，这些动作都需要同时调动很多块肌肉，而身体中的某个器官统领这一切，就像交响乐队的指挥。没错，是屁股蛋。抱歉，我的错，我想说"大脑"来着。我得上个闹钟，提醒自己删掉这句。大脑以光速向神经发出信号，告诉肌肉准备好开始移动。一旦收到信号，肌肉中的肌细胞就开始收缩……这意味着整块肌肉都紧张了起来。假如那块肌肉和骨骼相连——例如你的胳膊——它就会带动骨骼一起运动。看，你在挥手了！

肌肉的作用

运动

这是肌肉最主要的工作。假如肌肉也有社交媒体账号，它们在个人页面"关于我"的部分写到的第一条就是这个。肌肉

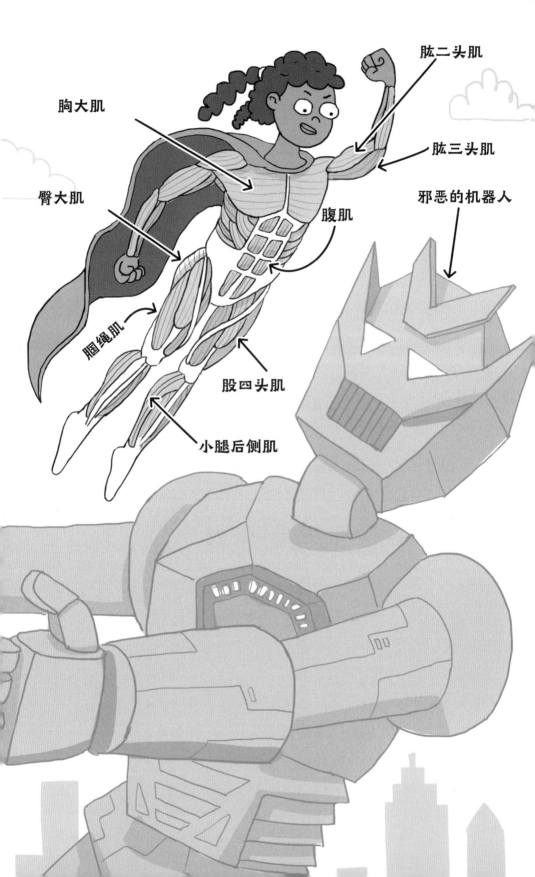

通过带动骨骼来完成身体运动。实现这类功能的肌肉被称为骨骼肌——因为它和骨头连在一起。每天，你必须背着一大堆骨头、器官和其他部件走来走去（无意冒犯），因此需要大量骨骼肌——事实上，你体重的一半都被骨骼肌占据。假如有一天你看到某人的骨骼肌在街上摊成一堆，别妄想帮他/她拾起来——你捡不动的（如果你真的看到某人的骨骼肌在街上堆成一堆，应该立刻报警——你可能不小心踏进了重案现场）。

每天你都要走来走去、指来指去、爬来爬去，一天下来，肌肉会非常疲惫，亟需一整晚的休息。只有在休息中，肌肉才能松弛下来，得以恢复活力。所以，躺在床上踏实睡觉十分重要，只有这样，你才能保证身体平展，让肌肉得到充分休息。假如你坐在椅子上或趴在课桌上睡觉（别想隐瞒），肌肉就会以错误的姿势打盹儿，导致你醒来时浑身酸痛。

咱们为啥没有英雄披风？

我知道做人不该有所偏心（不过皮平是我在这个世界上最爱的狗狗，虽然她今天早上又吐在我的麦片碗里了），但下面是我最爱的几种肌肉：

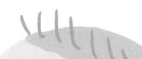

你身体中运动速度最快的肌肉位于眼部——它们总是不断进行着微调,以保证你看向正确的方向。在你阅读下面一句话的十秒里,眼部肌肉差不多能动上三十次。怪不得它们在一天结束后会觉得很累!

肱二头肌: 这是你用来弯曲手肘和抬起前臂(就是你两节胳膊中靠近肩的那节)的肌肉。我很爱这块肌肉,因为正是要用它把巧克力从冰箱里举到我自己的脸前。如果有人常练肌肉,肱二头肌就会鼓出来,看起来像是在皮肤下塞了几个网球。

这可不是腘绳肌

肱三头肌(triceps): 这是一种巨型恐龙,有三个角,还有条巨大的尾巴。不,等会儿——那是三角龙(triceratops)。肱三头肌是你胳膊底部的那一块,可以用来伸直手肘——和它的兄弟肱二头肌正相反。因为肌肉只能牵引身体向一个方向运动,所以它们经常会像这样成对出现。(它们被称为拮抗肌——如果你觉得最近没学到什么晦涩名词的话。)

股四头肌: 愿意的话,你可以称呼它们为"四头"——它们肯定没意见啦。股四头肌是位于你大腿前部的大块肌肉群,能够帮助你移动膝盖。职业自行车运动手通常拥有巨大的四头肌(以及因为整天坐在车座上而无比酸痛的屁股)。

腘绳肌（hamstrings）： 不对，腘绳肌可不是培根（ham）做成的吉他弦（string）。腘绳肌指的是你大腿后侧的肌肉群，能够做出和四头肌相反的动作。

这可不是腘绳肌

小腿后侧肌： 这些肌肉闲晃在腿部后侧、腘绳肌下面，能够帮助你抬起脚跟，因此对于走路来说至关重要。踮起脚尖走路时尤其要用到小腿后侧肌——如果你长大后立志做贼，一定要练好这坨肌肉哦。

胸大肌： 你的胸大肌（好友们称它为胸肌）是位于胸部上端的肌肉群，能够帮助你活动肩膀。如果想跳好玛卡蕾娜舞（Macarena），这些肌肉至关重要。

臀大肌： 你身体的每个组成部分几乎都有个华丽的拉丁文名字，屁蛋也不例外。你的屁蛋、我的屁蛋、女王的屁蛋——它们都由"gluteus maximus"组成。这里要给屁蛋颁个奖——臀大肌是你身体中最大的一块肌肉！

这可不是腘绳肌

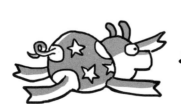

镫骨肌： 你身体中最小的一块肌肉位于耳朵里——事实上，它恰好和你身体中最小的一块骨头连在一起！它的名字是镫骨肌，只有句号大小。

提供保护

你可能以为为内脏提供保护是骨骼的职责，但肌肉也是身体中安保部队的成员。比如你的肚皮，没有骨骼为它提供保护，只能依靠肌肉——更准确地说，是你的腹肌，或者马甲线，又或者"六块"。假如触碰肚皮，腹肌能确保手指不会戳到不该戳的地方，比如你的肝脏或肠子。

你还记得有时老师会冲你大吼一声"站直了"，或者"打起精神来"，或者"你为什么要在苏珊身上抹果酱"吗？呃，假如他们也有机会读到这本书，或许会改口对你说"收紧腹肌"——因为只有这样做，并且同时向后收紧肩膀，才能真正改善你的姿态（不过他们可能会继续警告你不要在苏珊身上抹果酱）。使用肌肉保持身体完美直立很重要，这样你上岁数后患上关节和肌

你得改善一下姿态。

没问题啦。

肉疼痛的概率就更小。抱歉——老师的唠叨也不是毫无道理。

呼吸

不知道你如何，但我总觉得呼吸是我每天很重要的任务之一，并且每一口呼吸都需要用到横膈膜。横膈膜并非骨骼肌，它另成一类，凭借其俊俏的打扮被称为平滑肌（坦白说，它其实是因为显微镜下平滑肌细胞呈现的形态而得名的）。平滑肌无须在身体的指挥下运动——它们能够自觉自愿地动起来。谢天谢地，否则你每隔几秒就需要提醒自己别忘记呼吸。脑干会在隐藏对话框里和平滑肌保持联络，这样就不会烦扰到你，让你有机会继续自己伟大的事业，例如看电视、吃热狗或者密谋侧翻老师。

吃和拉

消化的每一步都要用到肌肉——从食物进入口腔的那一刻，直到它被拉到马桶里冲走。颚肌负责咀嚼，其他肌肉将食物向下挤到胃里（胃本身也是一大块袋状肌肉），然后更多的肌肉将它进一步推到肠子中，最终一路抵达屁蛋。当你感到那下灵魂的痉挛，清楚地知道自己要去上厕所时，呃，你依旧要用到肌肉。

保持体温

感到寒冷时（比如你不小心穿了一套冰棍服），肌肉会立刻采取一套聪明的行动。它们会快速收紧，随后放松，再收紧，再放松，这样就能帮助身体升温。这套动作还有个俗称：打哆嗦！每一次肌肉收紧或放松都会产生热量——这就是为什么健身房里练举重的人会变成可爱的甜菜根颜色。

心脏

我可能无须再提醒你心脏的
重要性，也不用再和你唠叨
心脏本身就是一块大肌肉，
不过还是把它列在这里，省得
那家伙不高兴。

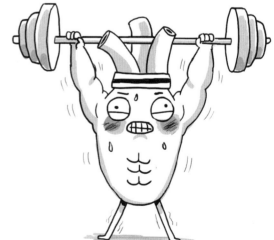

运动

手机、电脑游戏、电视机……这些东西都不赖啦，但因为使用它们的频率过高，当今的人类已经是人类史上最缺乏运动的一辈。运动真的很重要。它能够强健肺部和心脏，也能降低你年老后罹患某些疾病的概率，还能增进睡眠质量，让你的心情更愉悦——所以，何乐而不为呢？科学家指出，人每天至少应该花上一小时做运动，而且是能够让你感到心跳加速的那类。最简单、常见的运动类型包括散步、慢跑、骑车、溜冰，或者和企图摧毁城市的僵尸恐龙恶战一场。

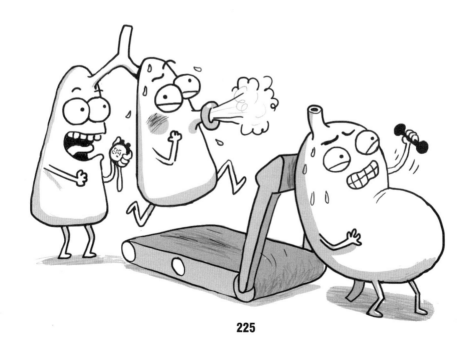

假如锻炼得特别用力，肌肉可能会感到酸痛。这是因为运动导致肌肉纤维出现了许多细微撕裂。放心啦，你的腿不会断的（也许吧）。当撕裂愈合，肌肉就会变得更大块、更强壮。事实上，你和举重选手在胳膊和腿部的肌肉块数方面没有任何差异，只不过他们的肌肉更大块一些。肌肉生长需要借助蛋白质，所以一定要在日常饮食中足量摄入。没错，动起来吧！超人很快要在他的斗篷中战栗了！

你的面部

除非你是同卵双胞胎中的一员，或是被企图毁灭世界的超级恶棍制造出来的克隆人，否则你一定拥有一张独特的面孔。它能呈现出数百种不同表情，比如在你叔叔讲冷笑话时挑眉毛或者冲他吐舌头（显然是背着他）。和连接骨头的骨骼肌不同，面部肌肉一侧连着头骨，另一侧则直接连着皮肤，因此可以牵引着皮肤向不同的方向运动。

想想那些细长而伸展的肌肉扯着皮肤动来动去，让你或微笑、或冷笑、或做出鬼脸，真是够神奇（也够恶心）的。

面部表情

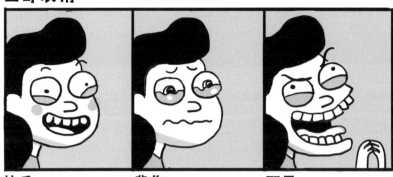

快乐　　　　悲伤　　　　邪恶

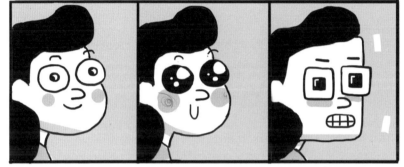

可爱　　　　过分可爱　　　看了太多电视

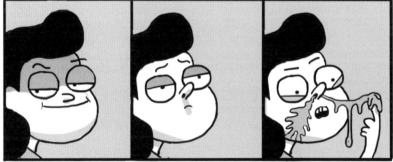

诡诈　　　　傲慢　　　　流鼻涕

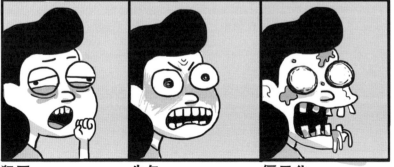

犯困　　　　生气　　　　僵尸化

每个人的面部肌肉数量并不完全相同，有些人拥有更多块肌肉！你可能也有这么一位朋友，他/她的脸就像是用橡皮泥做的，能扭曲出各种表情，把你逗得哈哈大笑——他/她可能就是"面部多肉人"。还有些人天生表情忧郁，是因为他们少了几块肌肉。或许该为老师们举行一场筹款活动，帮他们募捐几块笑肌钱。

扭伤和拉伤

如果你摔倒了，扭到了脚踝；或者你摔倒时伸出手支撑住身体；或者你尝试着将冰箱举过头顶——这些情况下，你就可能经历扭伤或拉伤。用医学方法解释，扭伤或拉伤意味着肌肉、韧带或腱受伤。你可能还记得什么是韧带——身体里将骨骼相互连接在一起的部分。没错，推而广之，腱就是那些将肌肉和骨骼连接在一起的部分 [腱的英文名是"tendons"，当然，它也可以表示十个（ten）叫唐（Don）的人]。身体很善于修复扭伤和拉伤，它们通常比骨折痊愈得更快。你可以用"RICE疗法"医治可怜的酸肿关节。

休息（Rest）：坐在沙发上休息一会儿。

冰敷（Ice）：使唤机器人管家去冰箱里取来一包冰块和一桶冰激淋。把冰块包在毛巾里冰敷伤口消肿。冰激淋是用来吃的。

挤压（Compress）：在患处裹上绷带。

抬高（Elevate）：把受伤处抬高放在枕头上。

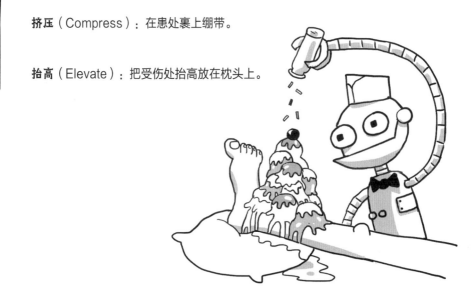

抽筋

哎哟！怎么回事？你的某块肌肉突然没缘由地紧张了起来！可能因为你的坐姿太差，或者你过度使用了那块肌肉，还有时候压根儿没有任何道理——或许你讲了那块肌肉的坏话，所以它要报复你一下。

伸展一下肌肉，或者叫你的私仆（这种人也被称为亲戚）来按摩一下，都能有效缓解抽筋症状。再来桶冰激淋应该也不错，对不？

你身体中最灵活的肌肉是舌头——

不过，确切来讲，舌头其实是由八块不同的肌肉组

成的，这使得舌头具备了超然的柔软度、延伸性，以及可以向四面八

方灵活转动的古怪"舌性"。舌头和身体里的其他肌肉都不一样——事实上，它

更类似于章鱼的触角或者大象的鼻子——不过我本人宁愿不用这两样东西取代现在的

舌头（章鱼的触角其实还不错啦）。舌头也是你身体中唯一一块只有一侧和其他部位

相连的肌肉。假如你还发现了其他特例，或许应该考虑赶快去看医生。

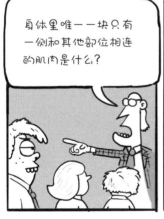
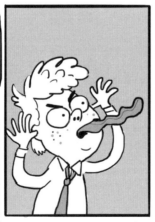
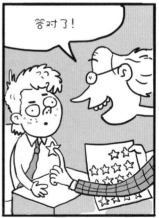

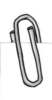

凯的问题

为什么医生会用锤子敲病人的腿？

医生用锤子敲过你的膝盖下方吗？他们这么做可能出于两种原因。第一是医生非常恨你，就是想用锤子敲你一下；第二（更可能）是医生想检查你的反射作用。反射作用就是所谓的自动反应——一种由神经指挥肌肉做出的行为，无须事先获得大脑的许可。举例来说，假如你不小心碰到了特别烫的东西，身体会在不经思考的情况下，通过反射作用告诉你快速挪开手臂；假如有东西飞到了眼睛里，身体会让你迅速眨眼；或者有异物刺激了喉咙内部，身体会自动产生令人不快的干呕反应，试图摆脱其中的异物。甭管怎么说，咱们再聊回膝盖。当医生敲打膝盖下的固定位置，你的腿就自动踢出去，这就证明你的反射作用一切正常（但如果医生改用球丢你的头，可能是因为他/她真的恨你）。

人触电后为什么会飞到屋子另一边?

但愿你从没被电过，但或许你在电视上看见过这样的场景——有人触电了，砰！突然间他们就躺在了房子的斜对角。这都是因为肌肉。当电流经过身体，会使得肌肉极端快速紧张，接着……你就飞了。我曾触过电，那滋味真心不推荐。还是把飞翔的能力留给小鸟、飞机和超人吧。还有，如果你真的想做个发根直立的发型，用发胶可能不会太痛苦。

为了跑得更快, 人们如何在比赛中作弊?

你可能听说过运动员因为作弊而被没收奖牌的事情。这么做很不好，不单因为作弊是错的，还因为他们所服用的药物非常危险。促蛋白合成类固醇是经常被用来作弊的一种药物，它能使肌肉变大、变有力，但也会在使用者年老时导致心脏问题。作弊可不是什么新鲜事——在几千年前的古希腊就有运动员作弊的记录了，他们通过服用药剂赢得比赛。"Κακός！"（古希腊语，意为"无耻"。）

"真屎"与否？

笑能传染。

真的 不仅感冒和水痘这样的坏东西能传染，笑容也具备感染力。如果你对着某人微笑，对方的大脑也会自动告知他/她回复以笑容。同样的事情也发生在打哈欠上——如果你打个大大的哈欠，同屋人也会张开大嘴……试试看！

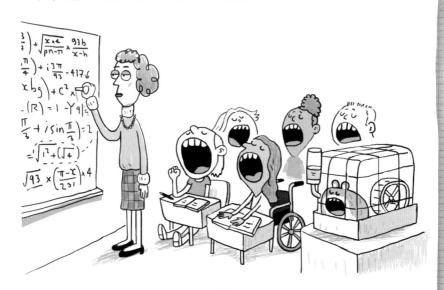

手指上也有肌肉。

假的 可能有些出乎意料……但手指太小了，里面装不下供它们运动的肌肉。假如手指中有肌肉，它们看起来就会像一根根肥硕的香蕉，你就没法系鞋带了。你的身体将手指活动所需的肌肉放置在了手腕和胳膊底端，它们通过远程操控（好吧，还有超级长的肌腱）来活动你的手指。换句话说，你的手就像一只被附体的小木偶。

皱眉时用到的肌肉比微笑时更多。

假的 这只是民间传说，用来逗你在拍照时露出笑容的。事实上，没人知道微笑或皱眉时实际会用到多少块肌肉，因为每个人在做面部表情时都会使用略有不同的肌肉组合。下次再有人这么对你说，可以冲他/她做鬼脸、吐舌头，告诉他/她这个表情用到的肌肉比微笑或皱眉都要少。

玩太长时间电脑会损伤你的手。

真的 真抱歉，我知道你不想听这话。太长时间玩电脑游戏会导致手部长时间保持固定动作，使得运动手指和大拇指的肌腱肿胀，这种病称为肌腱炎——其实该叫"任天堂炎"才对。

第十章
消化道

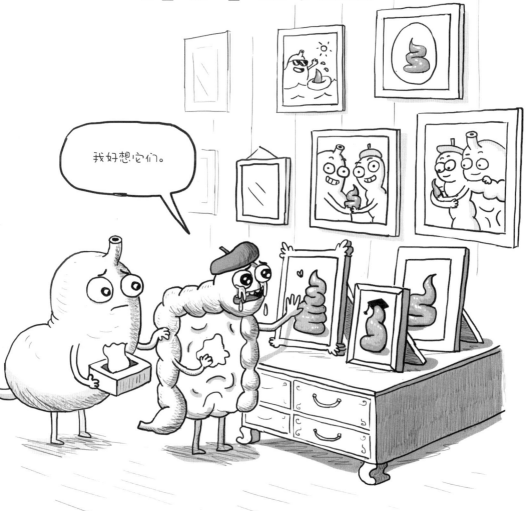

穿好雨靴，戴上一双厚塑料手套，披上防水夹克，再拿上一副鼻夹——该带你去探索一番肠道了。没错，就是那根长达九米的管道，从你的嘴一直延伸到你的……你猜我是不是准备说"屁眼"？好吧，没错，就是那根长达九米的管道，从你的嘴一直延伸到你的屁眼，它孜孜不倦地施加着魔法，把食物转化为便便。

不过，我们究竟为何要吃东西呢？——并不只是为了让厕纸公司有工可开哦。抱歉，我写到这里要用点儿感情——如果不吃东西，我们就会死。食物就好像人体能量池中的汽油——身体的一切功能都需要食物提供能量。消化系统就像一间信件分拣办公室（不过它的墙壁很黏滑，气味也不好闻），能从食物中挑拣出有用的部分，作为身体所需能量，随后将废物打包，将它们一路送往马桶。

下面咱们来见见消化系统的不同组成部分。呃，我说"见见"，意思是让你读一读，而不是真的和胰腺成为玩伴。

消化系统

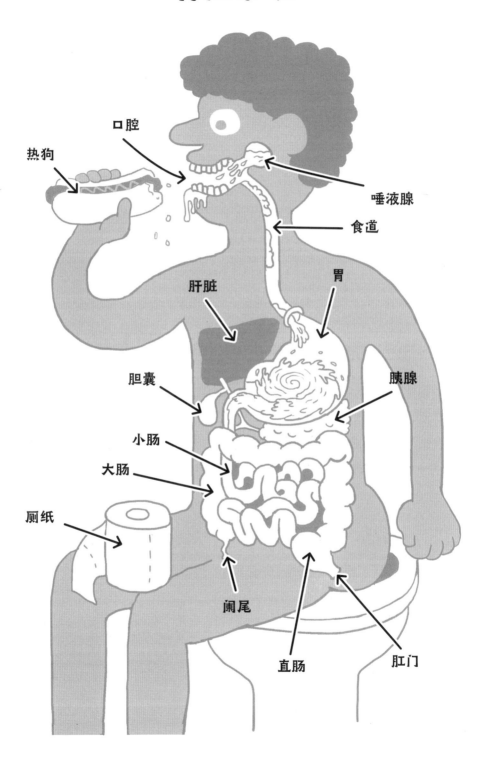

口腔

热狗

唾液腺

食道

肝脏

胃

胆囊

胰腺

小肠

大肠

厕纸

阑尾

直肠

肛门

如何工作

嘴： 呼吸、说话、吃饭、唱歌、打嗝——还有什么是嘴不能做的吗？（当然，打网球。）口腔是食物之旅的起点——牙齿负责咀嚼，舌头将它打包成一个湿软的黏球，随后传到下一个位置。口腔中点缀着六条唾液腺，它们像一只华丽但略显恶心的花洒喷头一般喷射出口水。唾液（也就是口水的学名）能帮助你吞咽、清理牙齿上的微生物，同时保持口腔湿润。唾液中还含有酶，这是一种能帮助食物分解，并被身体吸收的化学物质（有点儿像用来洗净食物残留物的洗涤剂，对了，我的机器人管家刚刚又在一场烹饪灾难中烧毁了一口平底锅）。

抱歉。厨房里出了点小问题。

食道： 食道就是那根从喉咙通往胃部的管道。会厌能够确保食物沿食道下滑，不会误入肺中——后者可是严格执行着"非气勿入"的政策。

食物是被肌肉挤压——而不是像在垃圾道里一样——一路

滑到胃里的。这意味着倒立时人也可以吃东西！（不过别试，信我的没错。）食道底部有一圈紧实的肌肉，能够防止食物或液体从胃里倒灌出去。这样也好，否则你每次说话时，嘴里都会飞出早上吃过的烂土豆泥。

你每天制造的唾液能够盛满两个可乐罐——不过唾液和可乐不同，并非一种滋滋冒泡的液体。真是万幸。假如唾液会冒泡，你得赶快去看医生，或者去找外星人调查员自首。

胃： 胃部就是你身体里的奶昔搅拌机。它能将你午餐时嚼碎的鸡块、面包和香蕉（这午餐内容有点怪异）变成液体。不过这杯奶昔可不太诱人，因为胃会向液体中添加强酸。接着，胃会利用强有力的肌肉将食物不断搅啊搅，直到所有东西都变成一坨半液态流体，能够被肠道吸收——肠子显然不是什么挑剔的食客。

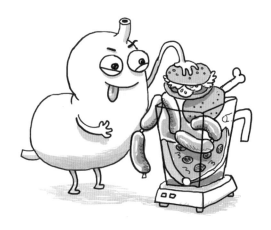

小肠： 小肠的"小"字来自于它的细度。假如将小肠掏出身体，挂在卧室的窗户上，它的长度其实能达到你身高的四倍。不过假如真的这么做，你可能也就没心情去和它一比高低了。

食物在小肠中会遭遇更多种类的酶——还记得它们吗？每种酶都有自己偏好的一类食物，能够在分解后帮助身体吸收相应的营养物质。无可指摘——每个人都有自己偏爱的那口儿嘛。（我最爱的食物是洋葱甜玉米深盘比萨，皮平最爱的是老臭鞋。）部分酶来自胆汁，这是一种从小包胆囊中喷射而出的绿色液体，看起来不太讨人喜欢。还有些酶来自胰腺。胰腺是一种又小又扁的器官，藏在胃和小肠之间，后面我会仔细讲它。这就是所谓的悬念，能把你牢牢钩住，对吧？咦……

酶完成它们的"酶事"后，被消解的食物会穿过小肠壁进入血液，随后抵达肝脏，在那里被再次过滤。

现在距离你吞下这批食物已经有六小时之久，剩在小肠中的东西变得难以辨认——就像某种你在晚饭桌上绝不想看到的稀溜溜的汤。这盘恶心的意大利浓菜汤会直接进入大肠，在那里继续它们的成粪之旅。

大肠： 你的大肠本质上是一家工厂。有些工厂生产电脑，有些生产家具，有些生产糖果，这家则生产……大便。

一生中你会嚼烂大约三十吨食物——这大概是二十头成年河马的体重总和。不要一次吞完啊！

从小肠中流出的物质已经不剩什么营养物可以榨取，所以留给大哥做的，只是拧干其中的水分，随后调动一队有益的细菌，把剩余物最终变成你既熟悉又爱的大便。呃，或许你不爱吧。大肠

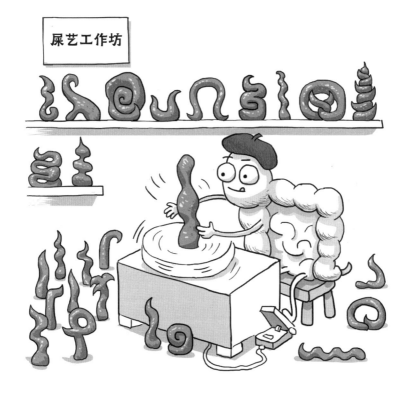

屎艺工作坊

中延伸出了一个小细管，名叫阑尾，它的作用是……什么用都没有。零作用。零蛋。废物。它存在的唯一意义就是让科学课老师不至于失业，并且让你多背一个新名词。

你唯一能够感知到阑尾存在的时刻就是患上阑尾炎的时候。这种病很常见，你们班级里大概有两个人一生中会患阑尾炎。阑尾炎意味着这个小器官因为阻塞而感染，会导致肚脐或右下腹部

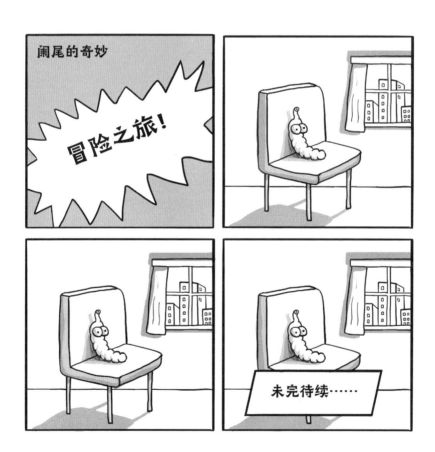

剧痛。阑尾炎很危险，必须立刻通过手术切除阑尾（你不会想它的，我说过，它就是个废物），随后你就能安然无恙。手术后你还会留个疤，可以四处去炫耀，唬大家说这是被野生美洲豹袭击后留下的。

直肠： 这是大肠的最后一部分，主要扮演着仓库的角色。不过这里储存的并非文件、价值连城的珠宝或者珍贵的回忆，而是……你猜对了，是大便。直肠壁能够根据便量或收缩或扩张，并在需要奔向厕所时向大脑发去信号。舒舒服服地坐好后，大便即将穿过肛门——屁眼的时髦说法，完成最后一段旅程。好吧，刚才我说"时髦说法"，但也没时髦到和首相共进晚餐时也可以随便提到。肛门能够利用环形肌肉控制排便，以防它们在你逛街或踢足球时呼之欲出。等到时机成熟……扑刹！擦干。冲水。完事。继续好好过你的日子。

大便

你知道，我可是在医学院苦读了六年书，现如今却坐在这里，写一章关于大便的内容。或称其为排泄物——如果你更愿意用它的学名的话。我父母肯定特别以我为傲……但它是生命中的重要组成部分。凡人都得大便——电影明星、歌手、老师，还有我的狗（尤其……尤其是它……它哪儿来那么多大便？）——没什么值得尴尬的。不过仔细想想，这个过程还真古怪：每一天，

你可能很好奇——你吃的食物并非棕色，为何大便是棕色的？呃，如果有机会尝试油画或水彩画，你可以试着把所有颜料混在一起——最终呈现的就是棕色。除此以外，胆囊排放的胆汁也会使大便颜色加深。事实上，假如你的大便颜色很浅，可能是肝脏出了问题，或者胆囊没有在正常释放胆汁。

我们坐在一个经过特殊设计的陶器家具上，从自己的身体里向外挤东西，同时发出各种奇怪而又不太悦人的声音和气味——这种奇怪的举动却是生命的自然过程。而且，便非排不可，你毫无选择——否则你肚子里将堆满了大便，总有一天会爆炸的。幸运的是，这世界上还没哪个人肚子里堆满了大便——别信大人的话，电视上那些政客的肚子里并没有堆满大便。

除了含有食物中的废物，大便中还有很多水分——事实上，大便主要是由水组成的。你排泄过的最干、最硬的大便中也有超过一半的成分是水。另一个令人惊奇的冷知识是：大便是活的！别慌，它不会和你讲话、在屋里飞来飞去，或者打你的脸。不过它真是活的——里面含有几千亿个细菌。别担心，这都是些能帮助你消化食物的好细菌。而人类是如何奖赏它们的呢？我们把它们冲进了马桶里。真是大不敬。

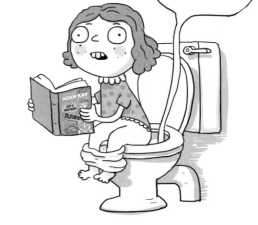

出尔反尔的大屁股。

腹泻

腹泻意味着大便不硬。这很讽刺，因为腹泻一词的英文"diarrhoea"却"硬"得很。说实话，假如没有自动纠错功能，我根本拼写不对这个单词。那么多元音是干什么的？那个多余的字母"r"又是怎么回事？言归正传。假如大便含水量过多，或者排泄次数明显多于平常，这就意味着正常的大便形成过程出了问题，大肠没能吸收足够的水分。腹泻的病因可能在于肠道感染，或者你吃了什么令人不适的东西，又或者是某些药物的副作用。腹泻症状通常会自行消失，不过因为屁蛋那边失水过多，你得记得多补充液体。

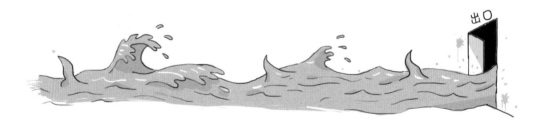

便秘

便秘和腹泻正相反，意味着你大便的次数要明显少于正常值。不过每个人的正常值都不同，有些人一天要来两次，有些人

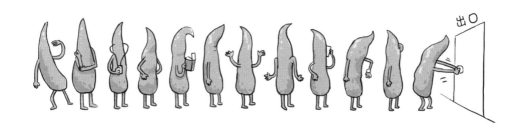

则一周才来两次——但无论如何，便秘都意味着你的厕事明显变少了。这背后有多种原因，例如喝水太少、没有吃足够多的蔬菜（看，我告诉过你吃蔬菜很重要吧），或者运动量不足。还有些人是因为没有按时上厕所——他们可能觉得在学校或者在公厕里大便非常尴尬。千万别忽略身体提出的要求。如果它叫你大便，你就得去大便。（更正：如果身体叫你把自己涂满巧克力糖霜，然后坐在冰箱里唱圣诞颂歌，你最好别照做。）

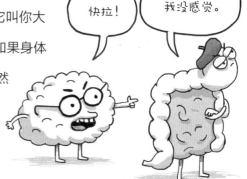

肠易激综合征

肠易激综合征也称IBS，意味着肠道肌肉出现了问题。有时它们运动速度过快，导致腹泻；有时又过慢，导致便秘；还有时则忽快忽慢，让你坐上了拉太多或拉不出的可怜跷跷板。好像这样还不够惨——IBS还会导致胃痛、肚胀，就像肠子变成了气球。

IBS很常见，要我说，鼓胀的小腹反倒和你的屁股蛋相得益彰呢（不过医生可能会对你做进一步检查，确保不是出现了其他问题）。IBS可能是由特定食物引发的，停止食用后，症状就会自然减轻（但愿它是由蘑菇这类可怕的东西导致的）。压力也可能引发IBS。大脑和肠子惺惺相惜，所以你在紧张时会感到肠胃一阵搅动，俗话称之为"胃里飞进了蝴蝶"。显然你的胃里并没有蝴蝶。（在胃里飞的其实是蝙蝠。）（假的。）

有些人的消化系统有问题，无法消解某类食物。例如**乳糖不耐症**，意味着身体缺乏能够消化牛奶的酶，因此在喝了牛奶后会导致腹泻和胃痛。请来一杯羊奶拿铁！另一种疾病被称为**乳糜泻**，意思是小肠无法消化一种名为麸质的物质，食用后也会引发疼痛和腹泻。患有这种疾病的人只要不吃含麸质的食物就好啦，例如面包、意大利面和蛋糕。放轻松，你并非要从此和蛋糕绝缘！深呼吸……冷静下来。几乎所有含麸质的食物都推出了无麸质版本，其中一个有名的品牌叫"疯牦牛食品"（Silly Yak）——别搞错了，它可不是给疯了的牦牛治病用的。

放屁

医生可不会说"放屁"这个字眼——我们说的是"排气"（flatus）。好吧，至少上班时我们说的是"排气"，其他时候也像所有人一样，说的是"放屁"。放屁是身体摆脱消化系统中多余气体的方法。知道为什么你不介意自己的屁味儿，但闻了别人的屁后就会想吐吗？我也不知道——你难道还指望我什么都懂。

截至目前，最长纪录的屁持续了将近三分钟——很庆幸我没和这个人一起被困在电梯里。原来人类一直喜欢拿放屁打趣，关于屁的最古老笑话可以追溯到四千年前。那个笑话是这样的："有种人闻所未闻，就是没在丈夫怀抱里放过屁的女人。"嗯……不太棒。或许从古苏美尔语翻译过来时失掉了一些韵味。

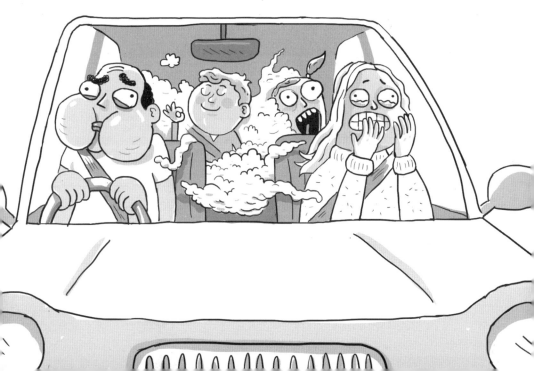

但我确实知道气体是怎么跑到肠子里去的——你吃东西和说话时都会吞下气体。有些事情会增加进入肠道的气体量，比如喝汽水、吃饭速度太快，以及啃铅笔。有些气体会以打嗝的方式排出，还有一些会继续向南旅行。此外，生活在肠道里的细菌也会产生气体。在你的肠道中饕餮的同时，它们会制造出一些恶臭的气体。你肯定留意到了，吃完某些食物后放屁会更频繁（并且更臭），例如豆子、鹰嘴豆、卷心菜、抱子甘蓝、洋葱和肉，这些食物中都含有某些化学物质，会导致极臭的地狱之云从你屁股里扑哧而出。

你一天放几次屁？大多数人一天至少要放十次。假如和朋友聊天时不小心放屁熏臭了房间，我总会怪罪在皮平身上。（希望我的朋友——还有皮平——不要读这本书。）

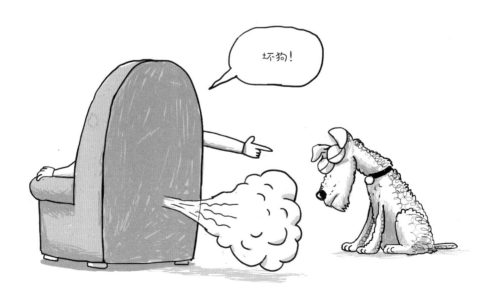

呕吐

咱们都经历过——跪在马桶前，口中喷出一道彩虹。那感觉就像是你的胃决定要远走高飞，另立门户，正试图通过嘴逃出去。但其实呕吐背后是有原因的，它意味着身体正急切想要摆脱某物。假如胃部探测到了异物——例如覆盖满微生物的食物——它就会指挥大脑发动弹力座椅。此时胃底部会关闭，防止食物继续向身体深处运动，你的横膈膜向外扩张，腹部收紧，突然间午饭就都跑到了套头衫上。哎哟。

呕吐物的恶臭是由一种名为丁酸的化学物导致的。丁酸在胃酸分解食物的过程中形成，闻起来糟透了。很显然人是不可能主动食用丁酸的，对吧？错了！很多奶酪的标志性恶臭就得益于丁酸。你是否曾觉得某些帕尔玛奶酪闻起来很像呕吐物？说得没错！

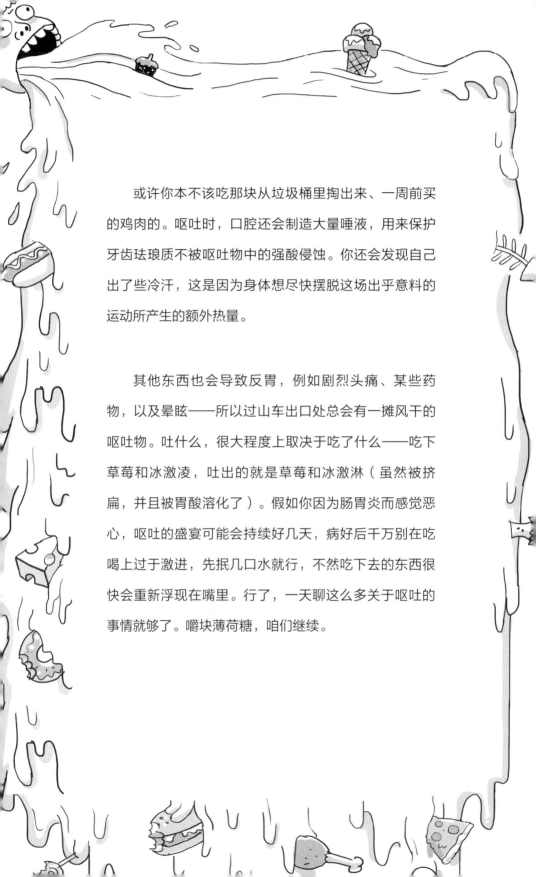

或许你本不该吃那块从垃圾桶里掏出来、一周前买的鸡肉的。呕吐时，口腔还会制造大量唾液，用来保护牙齿珐琅质不被呕吐物中的强酸侵蚀。你还会发现自己出了些冷汗，这是因为身体想尽快摆脱这场出乎意料的运动所产生的额外热量。

其他东西也会导致反胃，例如剧烈头痛、某些药物，以及晕眩——所以过山车出口处总会有一摊风干的呕吐物。吐什么，很大程度上取决于吃了什么——吃下草莓和冰激凌，吐出的就是草莓和冰激淋（虽然被挤扁，并且被胃酸溶化了）。假如你因为肠胃炎而感觉恶心，呕吐的盛宴可能会持续好几天，病好后千万别在吃喝上过于激进，先抿几口水就行，不然吃下去的东西很快会重新浮现在嘴里。行了，一天聊这么多关于呕吐的事情就够了。嚼块薄荷糖，咱们继续。

糖尿病

除了制造帮助身体消化食物的酶，你的胰腺还有个控制身体血糖水平的副职。它通过制造胰岛素实现这一功能。胰岛素是一种荷尔蒙，能够将糖分从血液中去除，并将它分配给需要糖分的细胞。你知道，身体也不能百分之百按计划行事。有时胰腺会停止制造胰岛素，这就会导致血糖含量飙升。知道这种病叫什么吗？给你个提示——看看这部分的标题。没错！就是糖尿病。这种病会让你感觉不适、多尿，并且不停地喝水，所以必须巧妙应对。

糖尿病分为两种，分别是1型糖尿病和2型糖尿病——我不指望克莱夫能拿到"诺贝尔最佳医学命名奖"了。

1型糖尿病： 这是小孩最易发的糖尿病类型，出于我们尚不知晓的原因，身体对胰腺细胞展开了攻击，不管它们是为了什么而关系破裂，总之1型糖尿病患者的身体不再制造任何胰岛素，必须想办法弥补这一缺失。

1型糖尿病患者可以通过注射或用特殊的小泵不断向体内输入胰岛素。患有糖尿病的人需要经常测量血糖，以便增加或降低输入胰岛素的剂量。他们可以通过指尖的小伤口，把一小滴血挤到血糖仪上，也可以通过植入皮肤下方的传感器测量血糖数值。糖尿病患者需要保持饮食健康、规律运动，有时还要在血糖过低时紧急吃下一块小饼干。患有1型糖尿病的人和你没有任何区别，你能做的事情，他们照样能做。（好吧，除了制造胰岛素。）

2型糖尿病： 这是一种随年龄增长而患上的糖尿病，此类患者的胰腺通常还能制造一丁点儿胰岛素。2型糖尿病有时可以通过锻炼和健康饮食缓解，严重时则需要服药。控制血糖很重要，否则身体其他部位将遭受损害，比如肾脏、血管和眼睛。2型糖尿病可能是遗传导致的，并且常见于超重人群——因为体重过高会影响身体制造胰岛素的功能。

健康饮食

假如你在极度无聊时读过三明治的营养成分表，就会知道食物中的营养可以分为不同的类别。充分摄入不同种类的食物被称作平衡饮食。边吃午饭边骑独轮车则称为不平衡饮食——你可能会把薯片撒一地。保持平衡饮食的人能够获得身体运转所需的全部能量，这样身体就不会在你日理万机时突然罢工，非要拉着你去看医生。

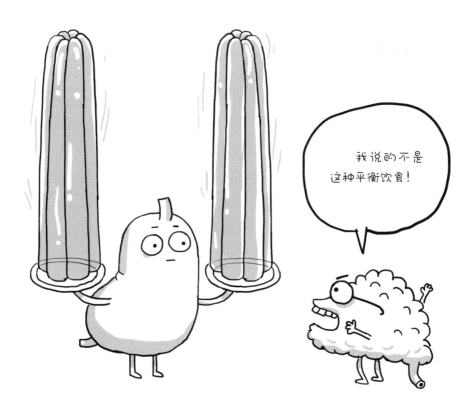

我说的不是
这种平衡饮食！

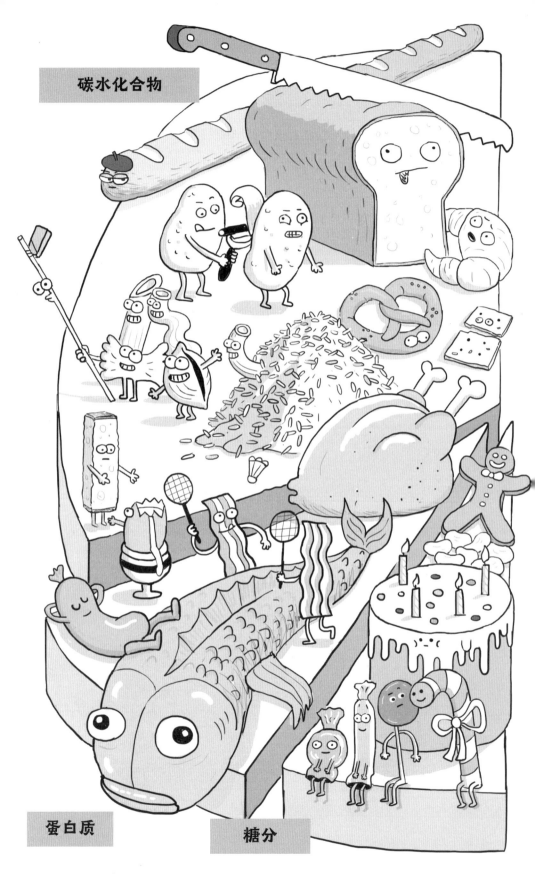

碳水化合物

蛋白质

糖分

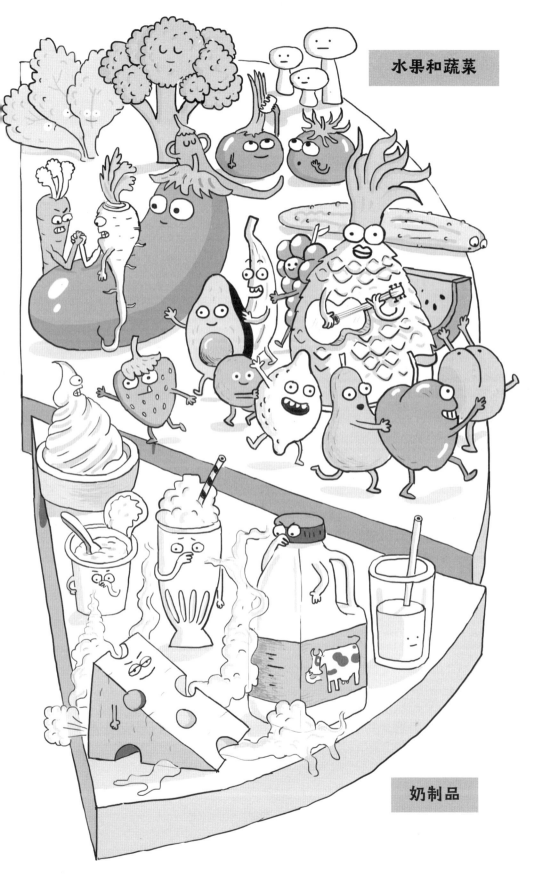

水果和蔬菜

奶制品

碳水化合物： 想来点意大利面吗？和意大利烩饭混在一起，底下垫着比萨饼，再加一片吐司和一个烤土豆？不要？好吧，我的新食谱书估计不会卖得太好。你应该已经知道世界上存在着不同种类的碳水化合物。其他碳水（这是它的昵称）包括水果、蔬菜、糖和蜂蜜。不用我说你也心知肚明：一片全麦面包要好过一块蛋糕，一片芒果的营养价值也高过一块巧克力。但假如你想装傻充愣，可以把上面那句话再重读一遍。款待自己没有错，但切忌过量。把你喜欢的小零食换成水果和蔬菜，它们富含维生素和纤维，可以有效预防便秘。

蛋白质： 身体利用蛋白质来保持肌肉健康，这样你才能又走又跑或者攀爬上摩天大楼。含有蛋白质的食物包括肉类、鸡蛋、奶制品和包装纸（其中一个是骗你的）。那些不食用动物食品的素食主义者可以通过大豆、豆腐、豆类和小扁豆获取蛋白质。太多的红肉（例如牛排）对人体有害，饮食最好以白肉为主，比如鸡肉和鱼肉。

脂肪： 健康饮食中必定要含有少量脂肪——你的身体需要利用脂肪来制造新细胞。有些脂肪（被称为不饱和

脂肪）对身体非常有

益，主要源自类似鱼、坚果、牛油

果这样的食物。这样说吧，下次如果

你点了一块塞满牛油果和花生的三文鱼肉，你

实际上就是在大嚼特嚼不饱和脂肪。与之相反，

摄入过多饱和脂肪则对身体有害。这种脂肪来自

类似饼干（抱歉）、蛋糕（真的很抱歉）、派（再

次抱歉）、香肠（我说过抱歉了）和炸蘑菇（可以，把它们丢进

垃圾桶吧）这样的食物。长时间摄入过量饱和脂肪会引发健康问

题——具体来说，它们会阻塞血管，从而阻碍心脏搏动。

维生素

食物中含有微量维生素，能够帮助身体各项功能正常运转。

只要能够多元地摄入食物，比如吃掉大量水果、坚果、种子类食

物、蔬菜和鸽子嘴，就能获得身体所需的各种维生素。（我坦

白，你其实不用吃鸽子嘴——这部分是骗你的。）

有些人需要通过服用维生素片来补充身体中所欠缺的某类

维生素，尤其是那些因为健康原因无法食用特定食物或者坚持素

食的人。虽然维生素很重要，但也不能摄入过量，所以一定要遵医嘱服用维生素片。例如过量的维生素A就很危险，甚至可能要人命。

维生素A： 能帮助你抗击疾病，并在黑暗中看清东西——真的，我很严肃。可以通过牛奶、奶酪、鸡蛋和鱼肉获取。

维生素B： 维生素B就像一只长了八条腿的大蜘蛛。哎哟，我说得太恐怖了。其实我想说的是，维生素B分为八个不同种类，它们的功效包括保持神经健康、维持皮肤功能、从你食用的食物中释放出能量，以及制造血红细胞。假如这些功能对你十分重要（线索——很重要），那就要确保自己食用足够的鸡蛋、绿色蔬菜、牛奶、鱼肉和其他某些肉类等食物，不过最好别一次性把它们都夹到一个巨型三明治里。

维生素C： 这种维生素能帮助伤口愈合，保持皮肤、血管和骨骼健康。它存在于多种水果和蔬菜中，尤其是色彩斑斓的那些，比如橘子、青红椒和草莓［可惜哈瑞宝牌（Haribo）小熊糖里没有］。

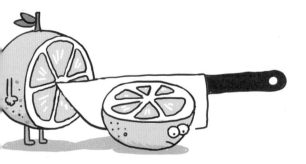

缺乏维生素C可能导致坏血病，这种病曾经常见于因长期航海而无法获取新鲜食物的水手。考虑到你距离干燥陆地最远的时刻或许就是躺在酒店游泳池中的充气独角兽身上的时候，你可没太多借口。

北极熊的肝脏中含有大量维生素A，吃一小口就会对你造成终生伤害。假如午饭时有人给你端来了北极熊肝煎蛋，记得要拒绝哦。

维生素D： 维生素D觉得待在食物中太无聊了，它更喜欢栖身于太阳光中。不过有些食物也含有此类维生素，例如鸡蛋、鱼肉和其他某些肉类。维生素D能够帮助骨骼、肌肉和牙齿保持强壮——准备和毛茸茸的猛犸象干仗（并把它吃掉）时非常实用。

维生素E： 另一种能够帮助免疫系统、皮肤和眼睛保持健康的物质。维生素E常见于谷物、坚果、种子类食物和绿色蔬菜中。（维生素总是出现在这类食物，而非糖果和双层比萨中，抱歉。）

维生素K： 不，我不知道维生素F、G、H、I和J去哪儿了，或许维生素的发明者没学好字母表。（本人十分认真负责，否则可以对你瞎编一气，比如说维生素F来自青蛙，维生素G来自

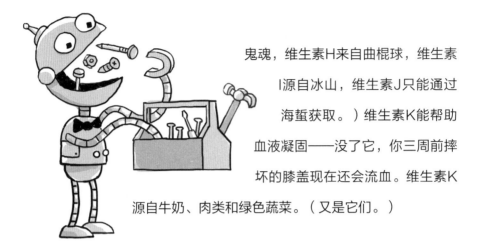

鬼魂，维生素H来自曲棍球，维生素I源自冰山，维生素J只能通过海蜇获取。）维生素K能帮助血液凝固——没了它，你三周前摔坏的膝盖现在还会流血。维生素K源自牛奶、肉类和绿色蔬菜。（又是它们。）

矿物质： 不需要舔鹅卵石来获取矿物质——听到这里，你可能松了口气，但有几种矿物质和维生素一样重要：例如钙，能够保持骨骼和肌肉健康，通过摄入奶制品和绿色蔬菜获取；制造血红细胞时则要用到铁元素，肉类、豆类、坚果和大米都是它的重要来源（虽然这些食物看起来并非闪闪发光）。

身材

假如我们摄入的食物多于身体所需，多余的部分就会堆积在皮肤之下或器官周围，形成体内脂肪。有些人消耗能量的能力更强——这种消耗速度被称为新陈代谢率，也取决于你的生理父母（谢了，妈）。

除了保持身体健康，我们还得注意心理健康，比如不要过度关注自己的体重或长相，或者不断和他人比较。如果花太多精力思考吃或不吃的问题，人会变得很不开心，甚至很不健康。而且人们倾向于认为自己比实际情况更胖，因此患上厌食症或者暴食症。

厌食症： 患厌食症的人吃得很少，有时还伴有运动过度问题，这样他们才能减肥。

暴食症： 患暴食症的人一次性会吞下大量食物（这被称为暴饮暴食），然后逼着自己呕吐，或者服用泻药。

这是两种会引发严重健康问题的危险病症。假如发现自己患有饮食紊乱症，一定要及时和大人沟通，以获得帮助。

无论你长得怎样——或壮或瘦，或高或矮，或有两条腿或一条腿，或有毛或无毛——你都很美、很棒，一定要记住这一点。我敢保证，你崇拜的或在你眼里完美无瑕的人也能列出一份超长清单，上面写满他们对自己不满意的地方。

你只有一个身体、一次生命，一定要赞美自己所拥有的，并好好度过人生。说到这里，我先撤了，我的那台自动放屁机还没鼓捣好呢。

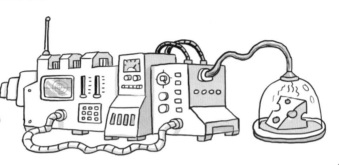

凯的摸恩题（Zwestions）

为什么饿的时候胃会咕咕叫？

灾难！维修店错订了字母"O"的按键！

你听到的其实是肠子——而不是胃——的声音。上文说过，肠子的肌肉总在不断运动，将里面的东西向屁股方向推进。肠子总在发出声音，只不过里面有食物时会起到消音效果——试着在小号里塞满薯片和酸奶，再吹奏时，声音会不会太响？（真的要试？别告诉你父母是我提议的）。

当肠子中空空如也，你就能听到它全力演奏的荣耀之音。这种咕咕声还有个医学称呼——腹鸣。问问科学课老师知不知道……假如他/她没听过，你大概可以趁机控制全班同学，宣布自己为新一任老师。

为何在飞机上放屁更频繁？

不对，和飞机餐没关系。飞行中的飞机内部气压比在陆地上时更低，这意味着肠子里空气的体积会扩张，而更多的空气就会导致——你猜——更多的屁。记得向坐在你后排的人道歉，或者你可以嫁祸于他/她。

为什么胃酸不会侵蚀掉胃壁？

好问题。胃酸的强度甚至能够溶解金属，听起来，溶解一小块胃壁也不在话下。幸运的是，胃会制造一种极厚的保护性黏液，确保你不会从里面把自己吃掉。（也请不要从外边把自己吃掉。）

"真屎" 与否？

你人生中第一坨大便是深绿色的。

真的 你婴儿时期的第一坨大便黏稠又恶心，还是绿色的。刚出生时，你的肠子里有不少垃圾，包括黏液、胆汁和死细胞。但愿你父母没把这第一坨屎发到网上——毕竟它不是你最优秀的作品。

没有大肠就活不下去。

假的 仅仅在英国，就有至少十万人通过手术切除了部分大肠——这比温布利大球场能装下的人都多。切除大肠通常是因为人们患了癌症，或者由于克罗恩病或溃疡性结肠炎导致大肠壁极端红肿。（不过这两种疾病的大多数患者不需要做手术，只要按时服药即可。）失去大肠的人依旧可以追求自己的人生。唯一不同的是，他们不再从寻常处大便，而要通过在腹部底端接上袋子完成排泄。

吃过甜菜根，大便会变成紫色。

真的 吃了太多甜菜根的人的大便颜色会突然充满异域风情，而非平庸的泥棕色。假如忘记了这码事，你可能会担忧自己的大便被外星人挟持了。

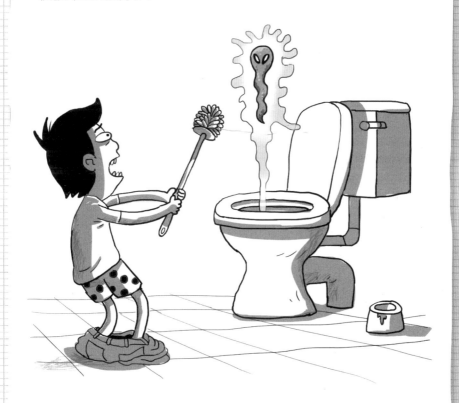

　　如果大便突然不明原因地变成红色或紫色，一定要告诉大人，因为血便可能意味着身体出现了大问题。

第十一章
肾脏和肝脏

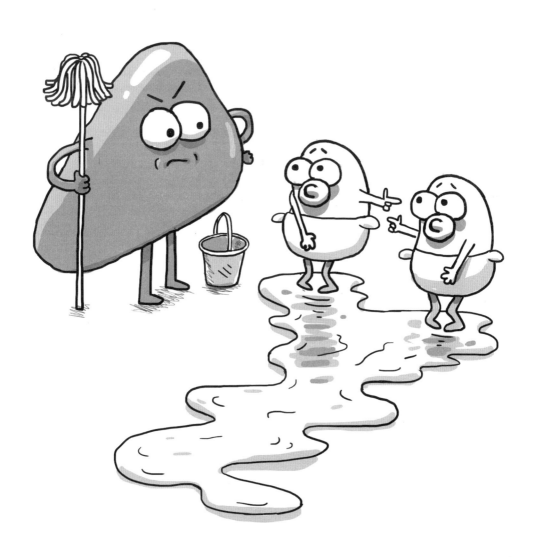

废物是生命中不可忽视的组成部分——总有东西需要被清理出去——你放在可回收垃圾箱里的包装盒、丢到厨余垃圾里的橘子皮、扔到你弟弟头上的空酸奶瓶，还有……你的尿。

尿（或者小便——如果你想用学名的话）可不仅仅是每隔几小时就从你身体中流出的黄色液体。每一天，它都能拯救你的性命。没开玩笑，它真的能——尿液能够从血液中清理出有毒废物。它或许被冲进了厕所，或许在你忘了在高速路上最后一个休息站停一下时被抛洒在路边，又或者像皮平那样被喷到树根处。但在离开你的身体之前，尿液已经走过了着实不短的旅程。

肾脏

人有两个肾脏（好吧，有些人实际上只有一个），它们居住在身体后部、肋骨下方，和你的拳头差不多大小。右肾比左肾位置稍低，因为肝脏爱欺负人，把它挤到了一边。

肾脏的形状很像一种豆子。哪种豆子来着？不是鹰嘴豆……不是小扁豆……我很确定不是黑豆（black bean）……不知道，可能我一会儿能记起来吧。肾脏的生活目标是将废物赶出血液。

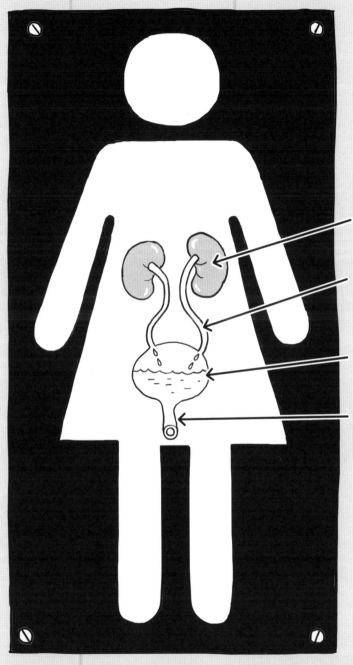

肾脏

输尿管

膀胱

尿道

它们有点儿像看门保镖，决定着哪些物质可以留在血液中，哪些必须被踢出去。

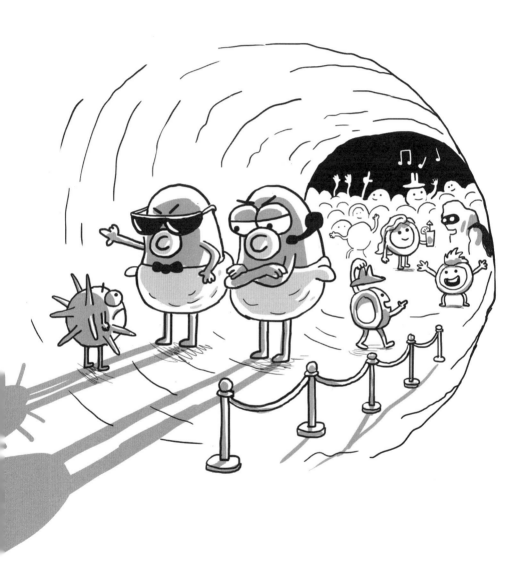

我刚才提到了"废物"，说的可不是烂萝卜或者发霉的臭球鞋，我指的是身体细胞用剩下的物质，或者不再被需要的营养物。肾脏细胞（也被称为肾单位——没关系，多学个名词也不会让日子更不好过）就像一百万个微型滤水器，将废物过滤出去。

肾脏的另一个功能是确保身体中含有适量水分。血液中的水分不足（被称为脱水）对你很没好处，同样的，水分过量也好处不大……真是噩梦！幸运的是，肾脏能够随时帮助身体保持平衡。假如身体中有太多水分，你面临着肿成充气广告人的危险，肾脏会将水分从血液中移除；但如果你脱水了，肾脏只会从血液中取走一小部分水分，以免你枯萎成日晒番茄干。你有没有疑惑过：为何小便有时很清澈，有时却是深黄色的？这都取决于你身体中含有多少水分。（如果小便是深黄色，要马上去喝水。请遵医嘱。）

每天，肾脏都会排出大约一点五升尿液——足够盛满一个大柠檬水瓶子。下次把柠檬水倒在杯子里后最好先闻一闻，免得有人试图验证本书的说法。

一旦小便准备好开始旅行，它们会顺着名为输尿管的水滑梯一路向下。你有两根输尿管——一肾一根——它们的长度和学校里用到的尺子差不多。（不过比尺子更细。也不是塑料制成的。

弹在课桌上更不会发出"波嘤嘤嘤嘤"的响声。）输尿

管的另一头连着膀胱——一个用来储存尿液的肌肉袋，或许也

是世界上最糟糕的游泳池。

肾脏总在不停地制造尿液，将小便的涓涓细流送往膀胱。

（或者可以这么说，你一整天都在往身体里尿尿。）膀胱非常重

要，它能够在你去厕所之前储存尿液，并不断延展自己的形状。

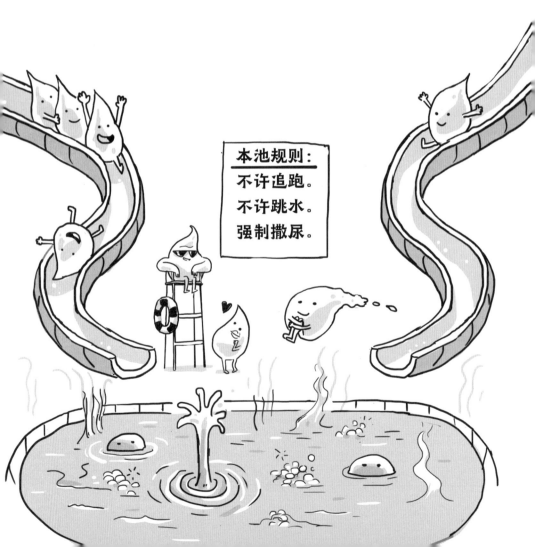

本池规则：
不许追跑。
不许跳水。
强制撒尿。

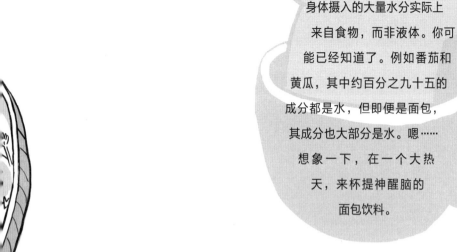

身体摄入的大量水分实际上来自食物，而非液体。你可能已经知道了。例如番茄和黄瓜，其中约百分之九十五的成分都是水，但即便是面包，其成分也大部分是水。嗯……想象一下，在一个大热天，来杯提神醒脑的面包饮料。

一旦胀到葡萄柚大小，膀胱就会向大脑发去信号，告诉它上厕所的时候到了——你肯定很清楚这个信号的感觉。此时，只需要走完最后几米，尿液就能完成旅行，降临在这个花花世界。膀胱底部的肌肉张开，小便沿着名为尿道的管子喷涌而出。想多了解点儿那种黄色液体？尿性不错。（抱歉。）

尿液

小便基本上是普通的二手水，不过它那迷人的黄色来自退休之后又惨遭身体驱逐的血液细胞。

尿液中含有大量盐分，但请不要往你的薯片上撒尿（更重要

你一年的排尿量约为六百升，足够装满十辆小轿车的油箱（别试，甚至都别想）。

的是，不要往我的薯片上尿），因为其中同样还有一种名为尿素的物质，它是由我之前讲到过的各种废物组成的。尿液刚刚流出身体时气味并不浓烈，但你或许留意到了，公厕里的气味可不算太棒……这是因为尿液在室外环境中停留太久后，细菌会开始大口咀嚼尿素（嘿，凡人都得吃饭不是！），释放出那股熟悉的恶臭。

你是否疑惑过：医生为何热衷于收集尿液样本？他们是否在秘密建造一间邪恶的博物馆？呃，也有可能。毕竟我不了解你的主治医师的癖好。

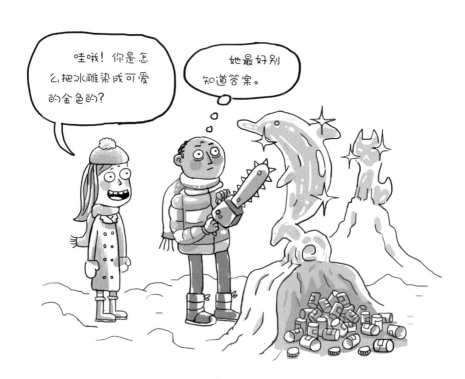

不过，尿液确实能揭示不少身体内部的情况，比如血糖量是否超标——也就是你是否患有糖尿病。如今医生可以用特殊设备或借助实验室帮助对尿液进行检测，但过去，他们测量尿糖含量的方式非常朴素。没错，他们会尝尝尿。很庆幸我不是古时候的医生。对尿液进行检测还能查出你是否患有尿路感染——这种疾病可能引发腹部疼痛、尿频和尿痛。不是什么好玩的事，但服用抗生素后就能药到病除。

靠一个肾生存

不少人天生只有一个肾脏，这种情况通常不会引发任何问题，但他们需要格外留意自己的独生肾脏，因为没有备胎！医生通常会建议只有一个肾脏的人避免从事拳击、曲棍球和足球这样的运动，以免伤到肾脏。

成年人会得一种名为肾结石的病——你猜对了，就是肾脏里形成了石头。这种病会引发严重的疼痛以及血尿，所以一定要及时告知医生。大多数人一次只会形成一或两块肾结石，但世界纪录保持者一次性被移除了约十七万块结石——足够铺条车道了。

还有些人天生有两个肾脏，却决定将其中一个捐献出去。这通常是因为他们的亲属患了严重的肾病，通过捐献器官，他们可以延长所爱之人的生命。这是一种难以置信的善良举动——或许是人类能够做出的最善良的事情了。我的朋友艾玛曾经给她父亲捐献过一个肾脏。［我给过我父亲一条特趣牌（Twix）巧克力棒——也很善良，但不是一码事。］

肝脏

好了，我们已经在尿液里蹚了太久，现在该把注意力转向肝脏了。肝脏闲挂在肚皮右侧，藏在胸腔下方。它比大脑略大，形状酷似一块巨大的楔形奶酪，外表呈棕红色，如果戳一下，会发现它很有弹性。（我强烈建议你不要戳肝脏。）和许多其他器官一样，肝脏分为不同的肝叶，但它的状况显然更为复杂——四块肝叶又细分为许多微型肝小叶。可爱！（忽略这句话——我刚在显微镜下看过肝小叶了，一点儿都不可爱。）

肝脏很像一位优等生，担任着许多个角色——它的任务清单比一卷没打开过的厕纸还要长。严肃来说，肝脏拥有超过五百种功能，现在我来逐一为你介绍。（要不咱们只介绍最重要的三种吧。）

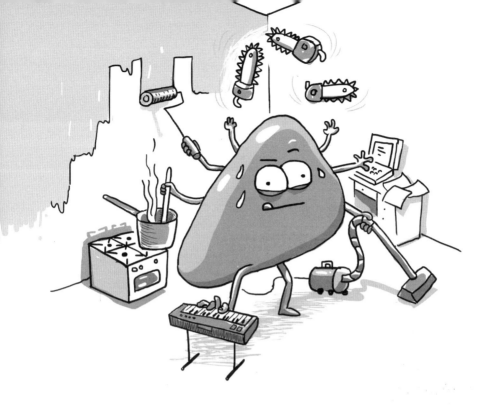

清理： 肝脏的第一要务是清理来自食物的有害物质。虽然你中午喝的那碗汤并非砒霜汤（但愿如此），但许多食物经消化系统处理、将有益物质吸收后，都会变得有毒——肝脏负责将它们清理出去。

储存能量： 身体很擅长储存来自食物的多余能量——这就是脂肪的作用。与此同时，肝脏也能够储存葡萄糖（一种糖分）。假如你有一阵没能进食，或者在做运动，肝脏就能将糖分紧急运输到血液中。多有服务精神。

制造胆汁： 肝脏其他的天才之处还包括制造胆汁。你在上一章里听到过这个名字——肝脏总在不停地制造胆汁，并将其储存在名为胆囊的便携小口袋里，在需要时将它喷射到肠子里协助消化。你甚至可能亲眼见过胆汁——你犯恶心时把胃里的东西都清空到地毯上后，最终吐出的那种黄绿色液体。（抱歉，让你回忆起那段不开心、充满吐意的时光。）大便的标志性棕色也来自胆汁。哇哦，同一段里提到了呕吐物和大便，真是破纪录了。下次我会试着塞进小便和鼻涕。

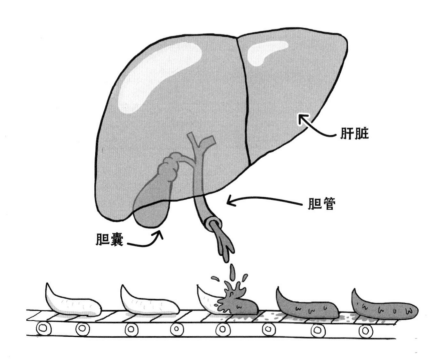

肝脏

胆管

胆囊

你的肝脏能够实现完全再生！它是外星生物吗？（可能不是。）只是因为它如此重要，所以采取了额外的自我保护措施——即便一半的肝脏细胞受损，它也能在几周之内变回原状。你能想象整个身体也具备这种能力吗？"哦，我的胳膊掉了！别着急，下星期又长回来了！"（扫兴的提示：它不会长回来，所以请不要随便剁掉自己的胳膊。）

酒精

虽然肝脏具备金刚狼般的再生能力，但它也有极限，会遭受永久性损伤，甚至停止运转。肝衰竭的一种常见诱因是饮酒。这话听起来可能有些令人困惑：街上到处都是酒吧，人们也可以在超市里很方便地买到酒精饮料。但是，就和香烟以及垃圾食品一样，合法的不一定是有益的。关于不损伤身体的每周最大饮酒量，政府早有相关建议，但有些人就是管不住自己，最终身体受了亏损。酒精会令人上瘾，一旦开始酗酒就可能停不下来。此外，处于成长期的人最好滴酒不沾——酒精不仅对肝脏有害，还会损伤大脑和骨骼。你是个热爱生活，喜欢散步、思考和交谈的人吗？那你可能不希望这些器官出现问题。

肝脏分解酒精的速度很慢，所以人们会产生"醉酒"的感觉。（这句话不是在责难肝脏，只是摆事实、讲道理。）肝脏需要约一小时才能将一小杯酒精饮料从血液中清除。在那之前，酒精会在身体里窜来窜去，妨碍你的视觉、听力和身体稳定性。它还会妨碍人的决策过程，因此做出不安全的事情，并感觉身体失控——醉酒的人经常发生事故。这就是酒后驾车被定为非法的原因——太危险了。

　　一个人喝得越多，肝脏处理酒精的时间就越长。想象一下，如果发球机以每二十秒一次的速度向你发射网球，想用球拍打到球难不难？简直小菜一碟——你没问题。但如果速度变成每秒一次呢？你也许只能打到零星几个球，剩下的会从你身边嗖嗖飞过。这就是过多、过快饮酒时发生在你身体里的过程——肝脏完全应接不暇。这种行为被称为"狂饮"（binge drinking），对肝脏极其有害。

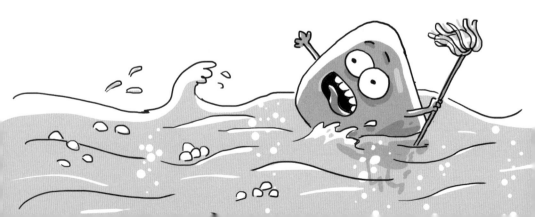

医院里的医生和护士已经够忙的了，不需要喝了太多酒的人再给他们添麻烦。上述危害之外，喝完酒的第二天还会出现宿醉（hangover）的情况。宿醉的感觉就像是有人用钢管揍过你的脑袋——这一半是因为脱水，另一半是因为仍旧残留在你体内的毒素。

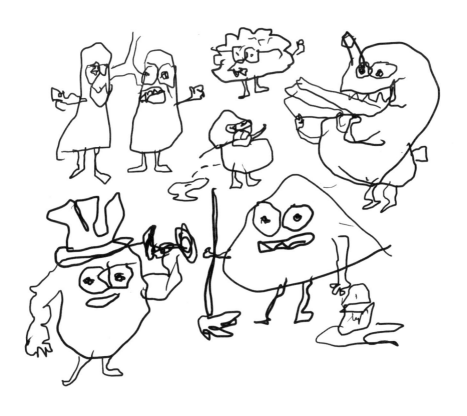

让你们看一下亨利醉酒后画的画

我不会告诉你一生都要远离酒精。事实上，大多数人都会偶尔喝上些酒，并且在享受一番后继续过着健康的生活。但请记住下面四件事：

1. 成年之前压根儿不要想喝酒的事情。酒精会对身体成长造成长期危害，实在太不值得了。假如你的朋友在喝酒（因为他们很可惜没看过这本书），你可以理所应当地拒绝加入。

2. 成年后，每次饮酒一定要控量。健康指南的存在是有原因的，上面列出的是每次饮酒的上限，而不是你追求达到的目标。没人想被排在肝移植的名单上，为往日酗酒的经历追悔莫及。

3. 喝醉了的人非常无聊，还有口臭。

4. 酒精饮料很贵——不如花钱买些别的，而不是几个小时后就会被撒出去的猫尿！

凯的问题

为什么有人会尿床?

尿床的原因有很多，但这件事没什么值得羞愧的。身体古怪而复杂，有时不会按常理出牌。可能因为你的膀胱只能存留一丁点儿尿液；或者你睡得太沉，错过了大脑告诉你苏醒并冲到卫生间的信号。如果你有这个毛病，应该在睡前先去小便，并且在睡前一小时内尽量不喝水，尤其不喝碳酸饮料和含有咖啡因的饮料。尿床也可能是压力过大的表现。尿床问题大多数情况下会自己好转，但有时去看看医生也不坏——以防它背后隐藏着更严重的问题，例如尿道感染或糖尿病。

好吧，他们终于订到正确的按键了。我随时能打出正确的标题。

我每天该喝多少水？

答案取决于你的年龄、性别，以及你每天下午是否都要到撒哈拉沙漠中跑一趟马拉松。正常来说，一个人每天应该喝1.5升水，大概是五大玻璃杯。喝多总比喝少强——肾脏总能玩出它们那套"变水为尿"的把戏。

我的小便为何会冒热气？

简单，因为你的膀胱里有个"迷你热水壶"。我可能说得不太精准——你看到的并非热气，而是水蒸气。尿液的温度和体温相同——但愿你还记得，是37摄氏度。假如你忘了，请坐到一堆鼻涕虫里去反省。这个温度通常高于室温（除非你家住在火山顶上），所以小便时，尿液中的一些水分会变成水蒸气。

"真屎"与否？

在生存模式中，喝尿能帮助你活下去。

真的 需要再次强调，上述建议只适用于紧急情况。假如你想尝试些比白水更有趣的饮料，我会建议你喝牛奶，而不是直奔那些黄色家伙。你可能听过这样的故事：有人被困在绝境中，靠喝自己的尿活了下来——这是因为尿液的主要组成成分是水。但其中也有不少坏东西（关键就在这儿——但愿它能劝退你恶心的想法），所以将尿液重新放回身体不是什么好主意。喝尿时间超过一两天，绝对会变得弊大于利。

人类真怪。

往被水母蜇过的伤口上小便可以缓解疼痛。

假的 很庆幸这是假消息。我宁愿忍受水母带来的剧痛，也不想被别人尿在身上。不知道这个谣言是怎么传开的，事实上尿液会使疼痛加剧，而非好转。这样的话，你不但要忍受痛苦，还浑身浸透在别人的尿里。

你曾喝过自己的尿。

真的 抱歉，但你真喝过。事实上，有几个月时间里你曾一刻不停地喝下自己的尿液。不不，不是学校里尝起来怪怪的那瓶牛奶，而是要追溯到你的婴儿期——还待在母亲子宫里的那段日子。出生前，婴儿会喝下使他们漂浮在子宫中的液体，但——情节反转——那些液体里也包含着婴儿的尿液。所以呢，那时的你不仅喝尿，还整天游在尿中。抱歉，让你知道了这个真相。

第十二章
生 殖

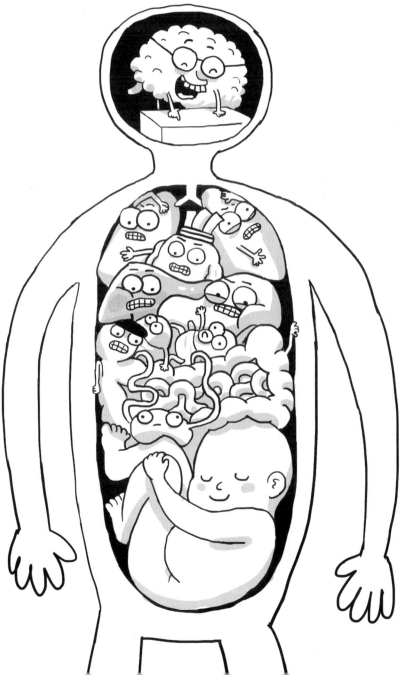

你是怎么到这儿来的？我的意思并非你是如何来到此时此地的，比如坐在床上，坐在长椅上，或者身处国际太空站（不过宇航员也需要了解自己的身体）。你当然清楚自己是如何来到所处之地的。我是想问，你究竟是如何降临于世的？对此你可能听到过不同版本的解释，有的版本提到了小鸟和蜜蜂（不对），有的提到了鹳（也不对），还有的提到了某种种子（接近了，但还是不对）。

你是如何降生于世的？

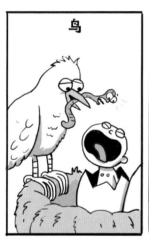

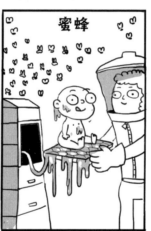

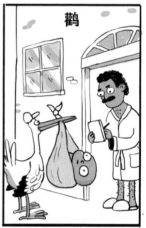

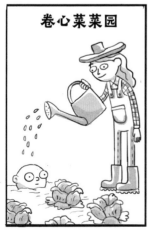

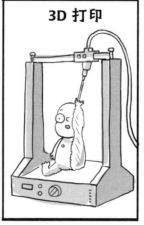

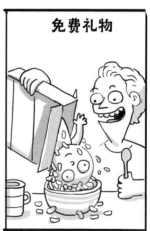

所有生物都能够繁殖，换句话说，他们都能抚育后代。（可谁想要孩子呢？呕！哦，抱歉，我的错——我忘了你就是个孩子。请忽略上一句。）这是我们和非生物——例如方向盘、刀具和烛台——最明显的不同之处（除非你家有一支像《美女与野兽》里一样会说

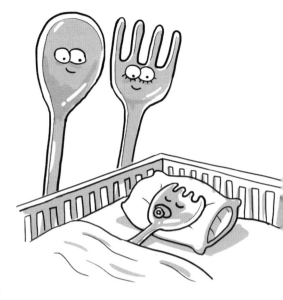

话的吓人烛台）。不同生物有着不同的繁殖方式。比如细菌，每二十分钟就会制造出一批自己的克隆体。幸亏人类用的不是这种繁殖方法，要不然你就得和一万个自己分享同一间卧室，那也太拥挤了（而且也太味儿了）。草莓植株则会在根部生出新的幼年植株。我很庆幸人类用的也不是这种繁殖方法，否则你能想象从人的脚踝处长出小婴儿有多么吓人吗？

所有的哺乳动物——无论马、河马、野兔、刺猬还是人类，都利用有性繁殖的方式繁衍后代，这一过程中要用到一种特殊设备，被称为生殖系统。想了解更多？接着读下去吧。完全不在乎？你可真没礼貌。（我收回上面的道歉。）

生殖系统是唯一一种人类缺失后也不会影响生存的人体器官。当然，它能制造新生命，但和你的大脑、心脏、肝脏或肾脏不同，假如生殖系统不再工作，你照样能好好活着。

生殖系统

生殖系统就是躺在你内裤中的那些东西，当然，还有一部分零件隐藏在身体之内。大家喜欢给这些器官起不同的名字，它们因此有着许多奇怪/可笑/吓人的俚语别称，不过若想给别人起个恰当的昵称，最好先深入了解一下对方。（皮平的昵称是皮皮，当她趁我不备偷吃掉我的晚餐时，我就会称呼她"厚脸皮"。）

我猜你一定留意到了——男性和女性的身体看起来有所不同，其中最为不同的部分当属他们的生殖器官。

不过，虽然看起来不太一样，它们却从事着相同的工作——制造并储存生殖所需的特殊原料。男性制造并储存的那种原料被称为精子，女性的被称为卵子。（卵子的拉丁文名字是"ovum"，也有"蛋"的意思——下次在古罗马点早餐时就能用上的有用知识。我向你推荐美式炒卵配凯撒沙拉。）单独的精子或卵子可以说是毫无用处，但它们结合在一起能够受精——意思就是创造出一个婴儿。这就像是世界上最简单的拼图游戏——只由两块拼图组成。

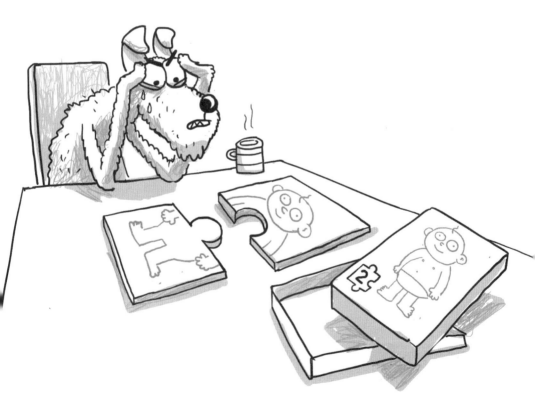

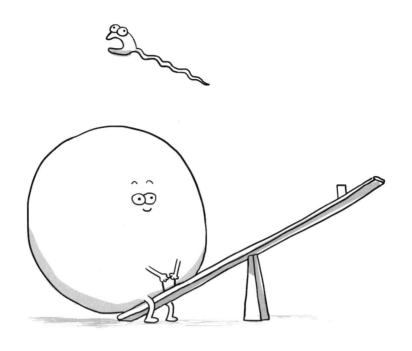

女性生殖系统

　　女性生殖系统体外可见的部分被称为外阴。对它你可能另有称呼，你也许在操场上听别人提到过某些不那么科学的名字，但请记住：外阴是它正式的医学名称。外阴两侧有两小块副翼形状的皮肤，被称为阴唇，每个人的阴唇形状都不尽相同——它是你身体独特的组成部分。外阴中还有个小肿块，被称为阴蒂，以及两个开口——尿道（也许你还记得，就是负责将小便从膀胱运出的管道）与阴道。

袋鼠有三个阴道。或许这辈子你都用不上这条冷知识，但慢走不谢。

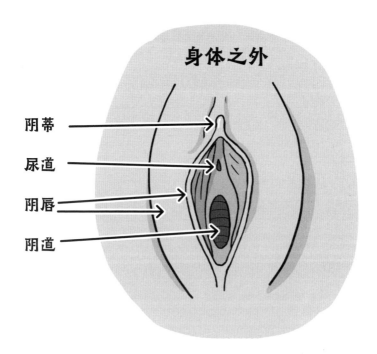

身体之外

阴蒂
尿道
阴唇
阴道

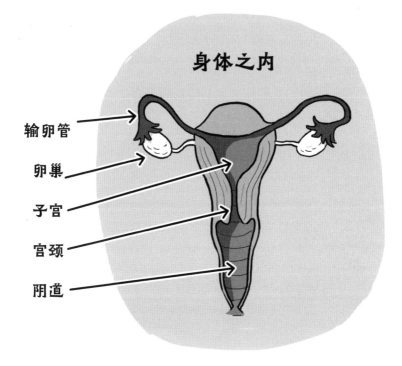

身体之内

输卵管
卵巢
子宫
宫颈
阴道

阴道是将生殖系统外部和子宫（一会儿就讲到）连接在一起的管道。之前我们讲到过的大多数管道都有着坚固的两壁，但阴道壁是由肌肉构成的，可以根据需要变宽或变窄，比如婴儿需要通过它降生于世的时候。

提到婴儿，子宫就是孕期婴儿生长的地方。子宫平时的大小近乎一颗李子，但在女性怀孕时，它能被撑大到一个……呃……婴儿的大小。

子宫和阴道之间的是宫颈。它类似一条细长的橡皮筋，扮演保镖的角色，决定了哪些物质可以进出子宫。子宫上方是两根被称为输卵管的管子，直通向卵巢。卵子就住在卵巢里，它们每个月会顺着输卵管滑下来一次。小女孩出生时，她的卵巢里已经存储了今生所需的全部卵子，但这些卵子直到青春期才会被激活——要我说，这个沉睡期可真够长的。

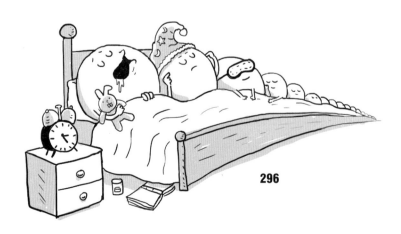

男性生殖系统

　　男性与女性生殖系统最大的不同在于，女性的生殖系统大部分在体内，而男性的大部分在体外。它们挂在那儿，就像个枝形吊灯。首先是阴茎。你可以在这里替换上自己喜欢的任何名字，但本人是一名医生，我用的就是阴茎一词。（当然，我并非总会用到这个词——那就太怪了，不会再有人邀请我去参加聚会。）和阴唇一样，阴茎的大小和形状也都不同。阴茎顶端通常覆盖着一块被称为包皮的皮肤——有些人有包皮，有些人则割掉了包皮，影响并不是特别大。

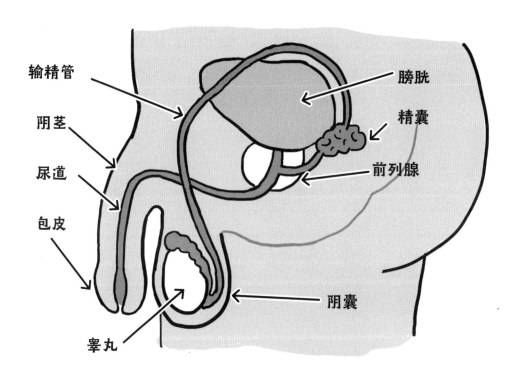

输精管

膀胱

阴茎

精囊

尿道

前列腺

包皮

阴囊

睾丸

阴茎底下挂着的那个袋子被称为阴囊，里面放着的是睾丸，用来制造精子。把如此重要的器官放在体外似乎是某种设计错误，这会导致它们很容易受伤，但睾丸有自己的理由。就像流行巨星会要求在自己的化妆间里摆满白色百合花、放上一碗碗被挑光了薄荷口味的M&M糖豆一样，睾丸对温度十分挑剔。它们发现体温太高，无法制造精子，于是决定搬到外边来。（要我说，很有道理——温度太高时很难集中精力。你试过在桑拿房里做数学作业吗？）因为睾丸搬到了郊区，它们需要借助运输系统将精子送上正轨，这个系统中用到的小管子被称为输精管。［输精管的英文学名是"vas deferens"，但愿你能记住，记不住也没关系（doesn't make a vast difference）。］输精管随后和尿道汇在一起，将精子运输到外边的世界。（尿道既运输小便，也运输精子，不过它没法双管齐下，就像你没法边唱歌边吹口哨一样。）男孩们总是不缺精子，从青春期开始，他们每天都会不断制造精子。

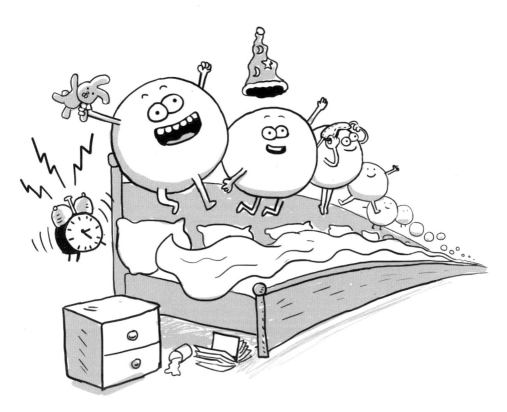

青春期

　　长大不仅意味着在生日蛋糕上多插几支蜡烛，或者盘踞在沙发上的体格变得日渐壮硕，也意味着青春期的到来，你的生殖系统将进入春天。就像周日的我——你的生殖系统在很长一段时间里都无所事事地闲待着。紧接着，突然之间，砰！——周一早晨来临，又要开始上班了。青春期可能在八岁到十四岁间随时启动，不过男孩通常开始得比女孩晚一些。青春期的变化会在年复一年中显现，所以你和朋友比起来或早或晚，或快或慢，都无须担心。每个人都不同，但我们终会抵达同样的地点。

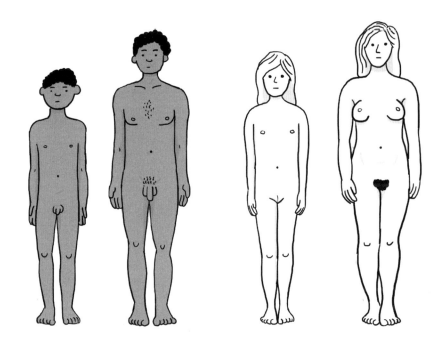

　　不骗你——回想起来，青春期真是一段古怪的旧时光，但记住：你认识的每位成年人都经历过这个阶段，如今他们都好端端的。（很显然，你的数学老师要除外。）青春期和某类荷尔蒙的觉醒相关。荷尔蒙就是指挥身体行动的化学信使，有点儿像特别爱发号施令的体育老师。男孩体内增长最多的是睾酮，女孩体内则是雌激素。（雌激素的英文名是"oestrogen"，其中字母"o"不发音。抱歉，我完全不懂它为何不发音。好吧，好吧——我原本有责任给你讲清楚的。或许你可以凭借本书申请退款？）

毛发

　　青春期意味着身体各处都会变得毛茸茸的。

毛发开始出现在身体的不同位置，比如腋窝下、阴茎旁或者外阴处。你的头发会更为油腻，男孩的脸上还会长出毛——不过一开始速度非常慢。事实上，十八岁之前你都不太可能入围世界最佳胡须大赛。遗憾了，老铁。

体型

青春期时，身体的生长速度会变得很快——你就像被放到了某种中世纪酷刑仪上被强行拉长，胳膊和腿都会突然间变得特别长。女孩的身体曲线更为明显，臀部形状也发生改变，直到长到足够完成生育的宽度。男孩的肌肉则变得更为大块——虽然肉眼不可见，却是真实发生的，相信我。不过，恐怕这里聊的并非能让你把汽车举过头顶的肌肉——只不过和小时候比变得更强壮了。

皮肤

你还记得咱们在皮肤那章讲到过痤疮吗？（我会等着你快速重读一下……让我烧壶水，沏杯茶。啊，不，牛奶盒被撕碎了！谁把奶都喝……皮平！）呃，引发这些讨厌粉刺的罪魁祸首是青春期荷尔蒙——粉刺不仅会出现在脸上，还可能长在胸口、后背和肩膀上。你会发现青春期的自己更容易出汗，体味加重。虽然对大多数变化束手无策，但至少可以通过勤洗澡、使用除臭剂来阻止体味扩散得更远。不过别喷太多，不然闻起来会像一座爆炸了的香水工厂。

声音

睾酮会导致脖子处的喉头生长，因此使得声音永久性变得低沉。男孩变声被称为"破音"，但其实不是破了，一切正常而已——把那根胶棒放下吧。男孩变声时声音会低沉整整一个八度（也就是钢琴上的八个白色按键——别告诉我你上音乐课时也睡着了）。喉头增大会导致男孩的脖子前端突出——人们称它为"亚当的苹果"*。（我只称它为"苹果"。）女孩的身体也会分

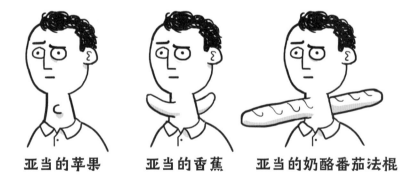

亚当的苹果　　　　亚当的香蕉　　　　亚当的奶酪番茄法棍

---

*　就是喉结。

泌睾酮，不过量很少，因此她们在青春期时虽然也会变声，但声音只会低沉一两个音调。

阴茎

伴随男性身体发育，阴茎和睾丸会变大，睾丸也会做好准备制造精液。有时阴茎会变得很硬，这被称为勃起，意味着额外的血液流到了身体的这一部位。当然，血液总会流向阴茎（否则它就会因为缺血而坏死——哎哟），但阴茎中还有闲余空间，只在需要时充血，导致阴茎肿胀。出其不意的勃起会令人有些尴尬，不过所有男孩都会经历这一困境——如果这么说能安慰到你的话。

乳房

女性身体在青春期时经历的最显著外形变化是乳房和乳头的生长。它们的生长可能要历经好几年的时光，在最终定形前，乳房会发生几次变化，但每个人的乳房其最终形状和大小都不同，可谓独一无二。等到决定生养后代时，女性的乳房就会有一个新工作——制造母乳（或者被称为哺乳——假如你在收集医学名词的话），以便为婴儿提供全部所需的营养。不是所有生育后代的女性都能够或者愿意哺乳，不过母乳确实是最为健康（并且免费！）的婴儿食物来源。男孩的胸部不会像女孩一样发育，但也可能经历较短的肿胀期——完全无须担忧。

大脑

除了四百万种发生在身体外观上的变化，青春期时，你的内里感受可能也会变得不同。你可能会更易怒，或者毫无缘由地感到失落，还可能感觉到疲惫、焦虑或者敏感。这是因为大脑也在经历多种变化——和电脑一样，不是所有软件升级都会顺畅无阻。

月经

月经（或被称为经期，英文名"menstruation"——如果你偏好多音节词汇的话）是另一种发生在女性身体中的显著变化。青春期时，卵巢开始以每月一次的速度排卵。没人清楚卵巢每一次的选择标准是什么，不过我猜要不是依据选美，要不就是靠拼字游戏比赛。

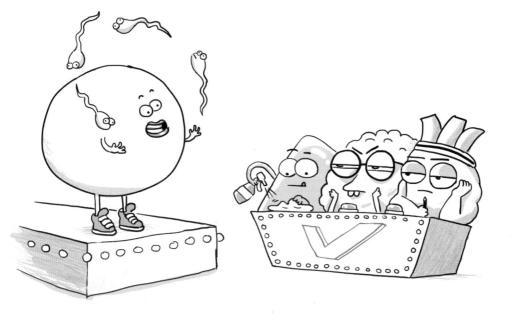

假如排出的卵子没有遇到精子，就不会受精而变成婴儿。子宫内膜——受精卵驻扎的地方——会说"好吧，我猜没我什么事儿了"，随后化身成一摊血排出阴道外。几周后，子宫内膜又会重生。初潮时间最常见于十二岁或十三岁，但也有可能开始得或早或晚。月经通常会持续几天到一周不等，而月经周期虽然最终一般会固定在一个月左右，但也需要几年时间逐渐调适。

总的来说，一次月经的总出血量大概能盛满一只蛋杯——不过总有人多或有人少。如果担心出血量异常，一定要及时告知大人。来月经时，女孩或女人会使用某些产品，以防血流得浑身都是。

她们用到的产品包括卫生巾（贴在内裤内侧）、卫生棉条

（细小的圆柱形物体，放置在阴道里）、月经杯（小塑料杯子，也放置在阴道里），以及月经裤（拥有特殊吸水内衬的女士内裤）。使用这些产品后，就没人会发现你正来月经，你就能继续骑着独轮车杂耍响尾蛇了。（或者做些其他你喜欢做的事。）月经可能导致肚子抽搐性疼痛，热水瓶有时能帮上忙。假如真的很疼，一定要求助于大人。

人类生殖

生殖意味着男性勃起的阴茎放入女性阴道，并释放出许多微型精子。只需一颗精子就能让卵子受精，但由于男性会制造出数以百万的精子，因此它们不得不参与一场微型奥林匹克运动会。精子的外形有些类似蝌蚪，必须靠奋力游泳才能抵达卵子所在之处——它们要沿阴道向上，穿过宫颈，进入子宫，再钻进输卵管。

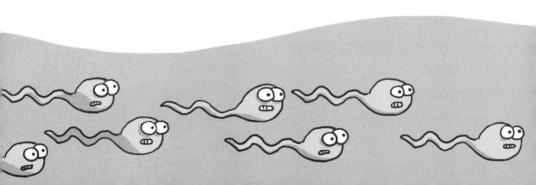

第一名抵达的精子就能够使卵子受精，完成那伟大的拼图游戏。嗖！可悲的是，随后到达的第二、第三、第四，甚至第一百万名精子都没奖可领——真不走运。

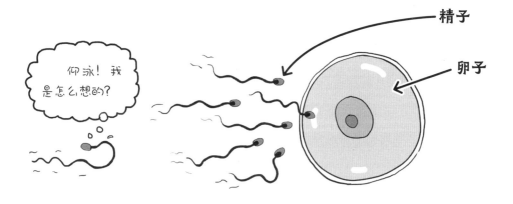

精子

卵子

仰泳！我是怎么想的？

怀孕

受精卵就此承担起重任，要从几个简单的细胞变成一个真正的宝宝。它先从两个细胞变为四个，接着是八个、十六个、三十二个，然后……三十二的两倍个。（嘿，这毕竟不是一本数学书，我怎么能知道是多少？）这团细胞被称为胚胎，卧在子宫内壁上，开始吸收得以成长的营养物质。

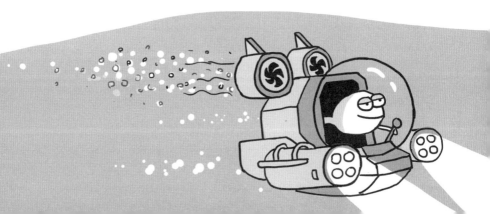

怀孕是一个古老又庞大的话题，足够写一整本书。（请别逼我写一整本书——写现在这本就够我受的了。）在这儿我只介绍其中一些亮点，就像在"每日集锦"节目中你只能看到进球，而非整场足球比赛一样。

怀孕会持续九个月，如果细数下来，大约就是二百八十天——相信我，怀孕者本人一定会细数这些日子的。两个月时，胎儿会长成葡萄大小；三个月时，长成柠檬大小；四个月时，长成苹果大小。到了五个月时，则是芒果——我的意思是会长成芒果大小，胎儿显然不会真的变成一个芒果。

女性怀孕时身体会发生许多变化——怀孕可不仅仅是身体变成一个巨大肿块。举例来说，为了给巨大的胎儿形状子宫让位，母亲的内脏都会被挤开。（所以怀孕的女性有时会感觉气短——她们的肺部被挤压到了比平时更高的位置。）

孕期女性静脉和动脉中流过的血液量大约从二点五升到近四升不等，因为胎儿需要从母亲血液中获取全部所需的氧气和营养物质，这就要求孕期女性储备额外的血液。

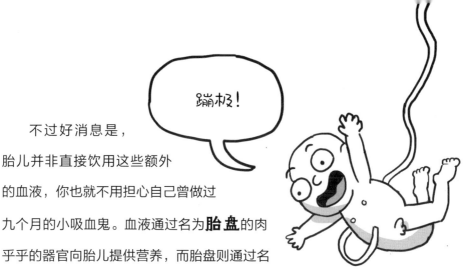

不过好消息是，
胎儿并非直接饮用这些额外
的血液，你也就不用担心自己曾做过
九个月的小吸血鬼。血液通过名为**胎盘**的肉
乎乎的器官向胎儿提供营养，而胎盘则通过名
为**脐带**的管子和胎儿相连。孕期女性千万不能抽烟或过
量饮酒，否则会严重影响胎儿发育。

大概九个月后，胎儿的生日就要到了。但愿这个幸运的小
胎儿能够降生在暑假之中，这样就不用一辈子在学校里度过这天
了。怀孕的女性此时要进入**分娩**，意思是子宫肌肉开始每隔几
分钟就大力紧缩一次（被称为宫缩）。这样，几小时后宫颈就能
够全部张开，接着母亲终于可以通过阴道将婴儿推挤出来。有些
婴儿是通过**剖腹产**出生的，在这个手术中，医生要将子宫切个
口子，从切口处移出婴儿。这个过程有点儿像通过天窗离开小轿
车（不过没这么危险）。剖腹产常用于接生双胞胎、在子宫中胎
位倒置的婴儿，或者在分娩过程中被卡住或极端痛苦的婴儿。

接着，嗒哒！一个婴儿，或两个、三个……八个——八胞胎
出现了。八胞胎是单次分娩胎儿数量的世界纪录——呃，至少是

人类保持的世界纪录*。非洲行军蚁每个月能生育大约四百万只蚂蚁宝宝。这得花多少钱雇保姆啊。

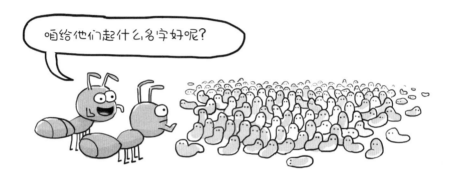

超声波

你生平第一张照片大概拍摄于不到半岁大时。对于孕期女性来说，X光安全系数不高，用来给你拍摄快照的最佳方式是使用超声波——希望你没忘记露出微笑。除了可以对孕期的肚皮一探究竟，超声波也可以用来观察肌肉、关节和内脏，例如肝脏和肾脏。它的工作原理是发射一种频率高到人耳无法捕捉的声波——蝙蝠和海豚就利用类似的声波来探测身边的物质。（请确认给你做超声波的是人类，而非蝙蝠或海豚。）

---

* 目前这一纪录已被打破。

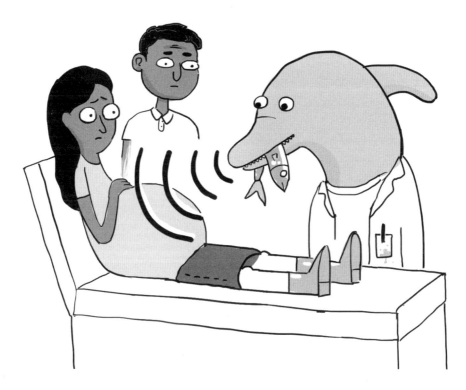

体外人工授精（IVF）

除非你只是匆匆忙忙翻过了本章，否则你一定留意到：受精分为许多步骤，也牵扯到不少生殖器官。这意味着，只要有一个环节出错，人们可能就很难受孕。有时卵子或许无法从卵巢中脱落，有时输卵管可能发生堵塞，还有时精子的游泳技术可能不够厉害。不过，多亏有IVF（呃，你确定想知道它那个你肯定会忘记的英文全名吗？好吧——In Vitro Fertilization）这种技术，上述困难不会阻止一对夫妻拥有自己的孩子。

IVF的意思是，通常精子和卵子要在人体内相遇，但它们也可以被取出体外，到实验室中碰头。碰头后不久，胚胎就会被送往女性子宫，继续它的生长之路。过去人们称这种孩子为"试管婴儿"，其实不太准确，因为这些婴儿和其他人一样，都需要在子宫里生活九个月——他们只在还是一堆细胞时，在外面短暂休假过几天。IVF的绝妙之处在于，目前在英国，它也能帮助两位男性（需要第三方捐献卵子）或两位女性（需要第三方捐献精子）拥有自己的孩子。

第一位通过IVF降生的婴儿是路易丝·布朗（Louise Brown）——1978年出生于奥尔德姆。自那以后，大概已经有一千万婴儿通过IVF降生——这比目前伦敦的总人口数还多。（不过，并非每位通过IVF降生的人最后都搬到了伦敦。）

凯的闷题

双胞胎是怎么来的？

你肯定知道什么是双胞胎，就是子宫中同时生长了两个胎儿。每六十五位孕妈妈中就有一位怀的是双胞胎，而双胞胎中总有一个是好人，另一个是坏人。（最后这句不全是真话。）双胞胎分为同卵和异卵两种。同卵双胞胎是受精卵一分为二导致的。其发生原因至今是个谜，而且如名字所显示的，同卵双胞胎长得一模一样。这很方便搞恶作剧，比如装成自己的兄弟姐妹在学校里愚弄老师，或者抢银行后让自己的兄弟姐妹顶包进监狱。异卵双胞胎长得也很相似，但也仅仅是有血缘关系的那种相似。它是卵巢不小心同时排出两颗卵子所导致的，就像自动售货机故障时会同时掉落两块巧克力。IVF婴儿中也常见双胞胎，因为医生有时会将两个受精卵同时植入子宫。

肚脐眼是干吗用的？

当下，肚脐眼什么用都没有。但回到还在子宫里的日子，你唯一获取氧气和营养物质的渠道是脐带，而脐带就是通过肚脐和你的身体相连。事实上，肚脐的官名只是"脐"。降生的那一刻，你突然能够用嘴呼吸和饮水了，因此医生会很快把脐带剪掉。剩下的那小段会像旧结痂一样干扁脱落，剩下的就是肚脐。大多数人拥有内凹肚脐，少数人则有外凸肚脐——只是因为脐带彻底脱落后皮肤的愈合方式不同。依照传统，你要在十八岁生日当天吃掉最后那节干扁的脐带头。好好享用！（别担心——上面的不全是真话。）

为何男性通常高于女性？

每个人的快速生长期不同，但女孩的成长期通常在青春期刚开始时，男孩的则在青春期末尾。等待被快速拉长的过程中，男孩通常能够多长上几年，因此在身高上更具优势。

"真屎"与否？

怀孕时，女性的脚会变大。

真的 好像生孩子还不够昂贵似的，新妈妈还得额外花钱购买新鞋。孕期荷尔蒙会促使脚骨外扩，足面变大，有时会整整大上一码鞋号！

胎儿会在子宫中哭泣。

真的 没错，你没出生前就开始哭哭啼啼了。真像你的风格。做超声波时，医生留意到胎儿有时在练习哭泣——虽然隔着那么远，他们并不能听到声音。你是否疑惑过：婴儿为何一生下来就那么擅于大哭大叫？那是因为他们已经在里面彩排了好几个月！

精子每小时能游二十英里。

假的 精子可要懒得多——事实上，一小时它们只能前进二十厘米，大概就这么长。

也足够了，反正它们也不必跑太远。

第十三章
生与死

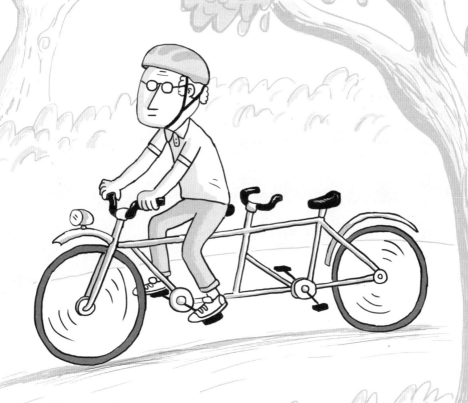

你可曾疑惑过： 为何自己和表兄弟姐妹的鼻子长得一模一样？为何隔壁那家人全是大高个，每次出门额头都会撞上门框？这都是基因作祟——它们会在家族之中代代相传。不是"牛仔裤"（jeans）（不过我猜牛仔裤同样可以在家族之中代代相传……），是"基因"（gene）。基因是身体中的编码，它们生成一连串指令，共同造就你身上的各种特征。就像在电脑游戏中经历的所有情节都来自编码，身体的外观和运作方式也全靠基因。你眼睛的颜色、嘴唇的形状、胳膊的长度、屁蛋上的斑点、耳朵的大小……它们都被编入了你的身体。

细胞本身已经够小，但为了看清楚基因，我们要将显微镜再次拉近，你会发现细胞也分为不同部分。

细胞膜： 环绕细胞的那层墙壁，防止细胞像个破塑料袋一样漏掉所有内容。

细胞质： 水状黏稠物质，细胞里的家伙都在其中游泳。

线粒体： 别被它充满科技感的名字唬住，线粒体不过是细胞中无聊、老旧的电池。

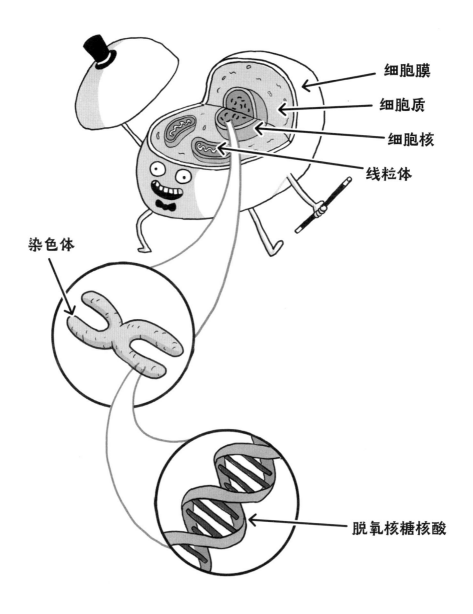

细胞膜

细胞质

细胞核

线粒体

染色体

脱氧核糖核酸

　　细胞核： 这个小球是细胞中最重要的组成部分。细胞核内有四十六条染色体，组合为二十三对（如果我没算错的话）。染色体内有大约两万个基因，每个都决定了你的某种小特点。

把显微镜再推近些，你会发现每个基因都由DNA（也就是脱氧核糖核酸，明白我们为什么总昵称它为DNA了吧）组成。DNA扭成了一个双螺旋形。我不太清楚个中缘由，或许DNA认为这种形状要比砖块形或者土豆形有意思多了。

由于染色体成对出现，这意味着你的每个基因都拥有双重版本——一个来自生母，一个来自生父。来自母亲的基因和来自父亲的基因会进行一番角力，以决定你的外形特征。有时一方获胜，有时另一方获胜，偶尔它们也会打个平手——因此你会有母亲的红头发、父亲的棕色眼睛，鼻子似乎各继承了一点儿。这就被称为遗传。

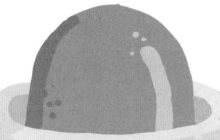

DNA的形状是由几位聪明的科学家发现的，他们是罗莎琳德·富兰克林（Rosalind Franklin）、莫里斯·威尔金斯（Maurice Wilkins）、詹姆斯·沃森（James Watson）和弗朗西斯·克里克（Francis Crick）。我不清楚这么点事为何需要四个人，毕竟我凭一己之力就发现了把呼啦土豆圈（hula hoop）套在巧克力手指饼外很美味。

遗传

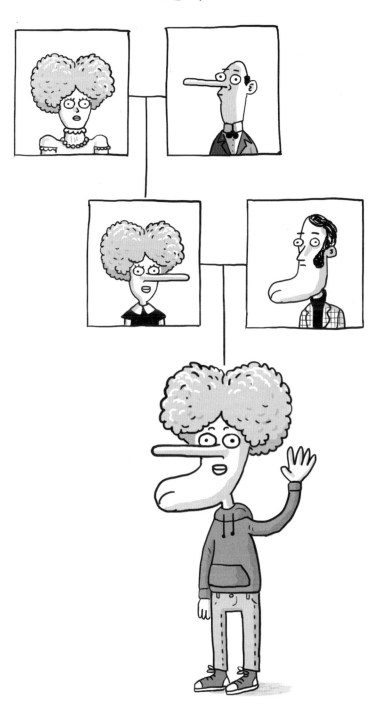

假如父母一方将卷舌基因（没错，这种基因真的存在）传给了你，那么你就能卷舌。这被称为**显性基因**（dominant gene）。不过请不要在学校拍大合照时卷舌。

假如父母一方将长大脚趾（这也是真的，没骗你！）的基因传给了你，那么你不会拥有长大脚趾，因为这种特性需要同时来自父母双方的基因。这就被称为**隐性基因**（recessive gene）。

还记得我曾讲过一种更可能影响男性的疾病吗？不记得了？六章前刚刚说过——难以置信，你已经忘在了脑后。说实话，我何必给自己找不痛快呢？这种疾病是色盲。它通过X染色体遗传，被称为**伴性基因**（x-linked gene）。每个人都有X染色体——女孩有两条，男孩有一条（另一条是Y染色体）。这意味着，如果女孩的一条X染色体带有色盲基因，另一条则不带有此种基因，那么她的视力就不会受影响。

但如果男孩的X染色体带有色盲基因，由于缺乏多余的X染色体，他就一定患有这种分不清青红椒的疾病。

精子使卵子受精时，胎儿的性别有百分之五十的可能性是女性（XX染色体），另百分之五十的可能性是男性（XY染色体），基本上类似于抛硬币的结果。某些人会同时拥有男性和女性的特征，他们被称为间性人（intersex），约占人口总数的百分之一。

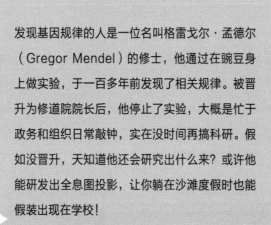

发现基因规律的人是一位名叫格雷戈尔·孟德尔（Gregor Mendel）的修士，他通过在豌豆身上做实验，于一百多年前发现了相关规律。被晋升为修道院院长后，他停止了实验，大概是忙于政务和组织日常敲钟，实在没时间再搞科研。假如没晋升，天知道他还会研究出什么来？或许他能研发出全息图投影，让你躺在沙滩度假时也能假装出现在学校！

有些人生来拥有XY染色体，却自我认知为女孩；有些人生来拥有XX染色体，却自我认知为男孩。这种人被称为跨性别者（trans）。

还有些人生来拥有多余的染色体或缺失某些染色体，和拥有四十六条染色体的大多数人不同，他们的外貌会有些独特。你可能已经听说过唐氏综合征——患有这种疾病的人拥有一条富余的21号染色体。

无论计算机需要处理怎样复杂的问题——将火箭送上火星，或者运行一个激战十二头僵尸的游戏——归根结底，它也只认得0和1这两个数字。计算机代码就是这么回事——它不过是数字0和1的不同排列组合。我们的身体也很类似。虽然人体极为复杂，但DNA只由四个字母构成——C、G、T和A*。每个人身体中的字母排序都不一样，你的可能是CGTTTAGGTACCT……还要往下再列几十亿个字母——就像超长的无线网络密码。想要读出自己的基因代码吗？可能要花你一辈子的时间。我推荐你利用宝贵人生做些别的，比如找份工作、度度假。

---

* 构成 DNA 的碱基分别是胞嘧啶（Cytosine）、鸟嘌呤（Guanine）、胸腺嘧啶（Thymine）和腺嘌呤（Adenine）。

还有一种疾病被称为特纳综合征——这种病见于女孩，患病者只拥有一条，而非两条X染色体。这类人会出现许多医学症状，还伴随学习困难，因此在学校里需要一些额外帮助。

有些人虽然拥有46条染色体，其中却可能隐藏着某个出错的基因——有些类似DNA中出现了拼写错误。至于这类错误（也被称为基因突变）对生活会产生怎样的影响，取决于具体出错的是哪个基因。举例来说，有种基因问题叫囊肿性纤维化，会引发肺部及其他器官制造出浓稠的黏液；还有一种被称为镰刀型细胞贫血症，患者的血红细胞会变成牛角面包的形状，因此堵塞在血管中引发疼痛。对于拥有缺陷基因的人，最新的基因疗法或许能帮忙。通常来说，病毒总扮演着坏家伙的角色，我们不能允许它随便靠近人体，否则会惹出大麻烦。但就像大人经常告诉你的那样——应该尽量去看别人身上的闪光点——有些病毒确实能起到积极作用。在基因疗法中，科学家会将病毒训练成为双料间谍，派它们偷溜到细胞中，用正常基因取代受损基因。很聪明，对不？

这种治疗方法问世的时间不长，科学家们还在忙着做实验，希望有一天它终能帮到数以百万计的病人。到那时候可要记得，你是在这本书里第一次读到的！（或者你已经在其他地方听到过，是在这本书里第二次听到的。）

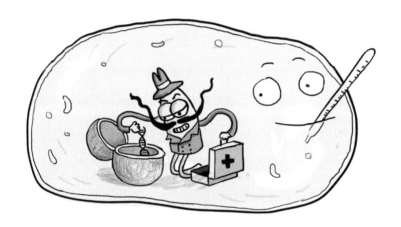

癌症

你已经知道人体最基本的组成单位是细胞，并且身体在一刻不停地制造新细胞。不过有时候这一过程也会出错，一旦细胞制造速度过快，就堆积形成了肿瘤。

谈论肿瘤的严重程度时，我们会先区分它是良性的还是恶性的。良性肿瘤在身体里毫无用途，如果对其他器官造成挤压会引发不适，不过好消息是：它不会转移，而且百分之百可医治。恶性肿瘤却有可能转移到身体的其他部位，是一种更为严重的疾病，也被称为癌症。

癌症实际上并非一种疾病，而是数百种不同疾病的统称——世界上有多少种细胞，就有多少种癌症。癌症常发于乳房、肺部、前列腺、肠和皮肤，普遍见于老年人，偶尔也会出现年轻人患癌的病例。

有时候一个家庭中会有不止一位成员罹患癌症，这可能意味着他们的基因中有某种共通的突变，但并非意味着家庭中的每位成员都会患癌。有些习惯会增加患癌风险，例如吸烟、饮酒或在不涂防晒霜的情况下晒太久太阳。不过任何人都有可能患癌，这种病绝非任何人的错。

癌症虽然是一种很严重的疾病，但并非无法医治，许多病人甚至在治疗后得以痊愈。具体采用哪种治疗方法取决于不同的因素，例如身体哪一部位患癌，以及它是否已经扩散。癌症患者通常需要接受超过一种治疗手段。

手术： 大多数癌症患者都接受过移除癌变细胞的手术。有时虽然恶性肿瘤只见于肺部或乳房的个别位置，但安全起见，医生还是决定切除整个肺部或者乳房。

化学疗法： 化学疗法（或称化疗）是利用极强的药物来杀死癌细胞。化疗可以通过服用药片或静脉注射进行。由于药效极强，化疗药物也会影响身体中的健康细胞。这就解释了为何接受化疗的人总感觉很疲惫，还会掉头发。不过一旦治疗结束，头发总会再长回来。接受化疗的人免疫系统十分脆弱，假如你在咳嗽或患了感冒，千万不要去探望他们，以免好心办坏事。

放射疗法： 这种疗法指的是用类似X射线的高能量射线直接照射癌组织。射线能损伤它所照到的所有细胞，但因为癌细胞不太擅于自我修复，健康细胞能够后续复原，因此不正常的细胞就会消失不见。

骨髓移植： 这种特殊疗法可以用来治疗特定的癌症，例如淋巴癌和白血病。淋巴癌指的是长于淋巴结（帮助你对抗感染的小型腺体）的癌症，白血病则是一种血癌。淋巴癌患者的骨髓会制造出异常的白细胞，无法正常工作，会导致患者极易遭受感染。白血病也是儿童最常罹患的一种癌症，好消息是：它很罕见，而且大多数患者都被完全治愈了。白血病的疗法包括化疗、放疗和骨髓移植。接受骨髓移植的人要首先服用药物，摧毁骨髓中的全部细胞——听着很怪，对吧？接着听下去就对了——随后，健康细胞会被放入患者的血液之中，最终抵达骨髓。骨髓新造的白细胞就不再具备癌变特征，但愿白血病可以被就此治好。

死亡

有时候，那个你非常熟悉、总能看见并一起聊天的人会突然离开你身边，那感觉既古怪又很悲伤……不过，很不幸的是，人生就是如此。要知道，没有什么能永恒持续下去，拥有生命的事物总有一天会死去——每个人、每个动物、每株植物、每棵大树……都是如此。抱歉，让你扫兴了，但我不愿对你撒谎。幸运的是，大多数人的寿命都很长，能够活到八九十岁甚至更大岁数。地球上最长寿命保持者创造的纪录是一百二十二岁。如今，不断发展的科学意味着我们已经成为地球有史以来寿命最长的一代人。人体很擅于自我修复，可就像你的机器人管家、你最棒的玩具或最爱的一本书（这本）一样，没什么能永葆光鲜亮丽。

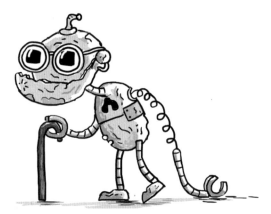

年岁增长后，人体经历的变化可不止于只长出皱纹和白头发。伴随时间的流逝，每个器官都会出现损耗的迹象，最终，它们会完全停止工作。

令人悲伤的是，有些人在变老之前就失去了生命。虽然身体是一台了不起的机器，但也没法在严重受损的情况下——例如发生严重车祸后——复原。还有些时候，人们会病得厉害，吃多少药也不见效。

亲近的人死亡后，你会感觉沮丧、压力很大，就好像不知该如何处置自己的生命，也不知道该作何反应。你可能不愿相信现实，还有一堆想提问的问题。

你所在乎的人先你而去时，你可能会觉得人生就此不同，你再不可能大笑或享受人生了，生命会持续悲伤下去。但有句话说道："时间是最好的解药。"这绝对是真的。它不意味着你会就此忘记死去的人，也不意味着你不再爱他/她，但随着一周周、一月月的流逝，你的沮丧会得到缓解。请记住：死去的人绝不希望你永远悲伤，他们绝对想再看到你的笑脸。谁也偷不走你们共同创造的记忆。

你不是唯一体验过死亡之痛的人，很多人都能理解你的感受——无论你是恐惧、悲伤，还是愤怒。千万别困在情绪之中——刚开口谈论这样的话题时可能会有些尴尬，但我保证，谈过之后你会舒畅得多。

试着别过多去思考死亡——有什么用呢？还是转而定睛在人生的乐趣之上吧。生命绚烂又宝贵，我们都要试着不让自己白活一次。就写到这儿吧，我还要去做水气球砸我弟弟呢。

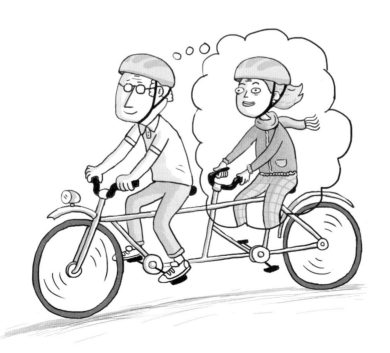

凯的问题

基因突变总是坏事吗?

我刚刚派机器人管家去修理店取按键了。

上文讲到基因突然可能会引发身体问题,例如癌症或肺病,但并非所有基因突变都是坏事。有些人的基因突变能够引发肌肉高效收缩,成为天生的跑步健将。(我绝对没有这种突变。)

有些基因突变使得骨骼更为强壮,很难骨折。还有些基因突变甚至能让人更难染上某些感染疾病。不幸的是,我无法确定如果你被放射性蜘蛛咬了,是否突然能够爬墙、织网,并且倒挂着亲吻别人。

我能在哪些细胞里找到自己的基因?

所有细胞里!你身体里的每个细胞中都含有一份基因密码备份。还记得大人总告诉你要备份数据,以防丢失家庭作业或宝贵照片吗?没错,身体恰恰就是这样做的,而且备份了几兆份。如果将身体全部细胞中的DNA展开并排成一线，它们能够蔓延一百亿英里。不知道你是否曾试过走上一百亿英里——这可是从你家到太阳距离的一百倍。

动物也会患癌吗?

很不幸，是的。在动物王国中，癌症也是常见的死亡原因。但有一种动物从不会罹患癌症——裸鼹鼠。这是一种口袋大小的啮齿动物，长着又长又大的牙齿……丑极了。我不是那种喜欢凭外貌判断别人的人，但是天呐，这家伙太难看了。或许大自然认为裸鼹鼠的麻烦已经够多了，它们既然奇丑无比，就不要再遭受癌症折磨。无论原因如何，科学家正在加紧研究这种小妖精的基因，希望能够找出攻克人类癌症的方法。

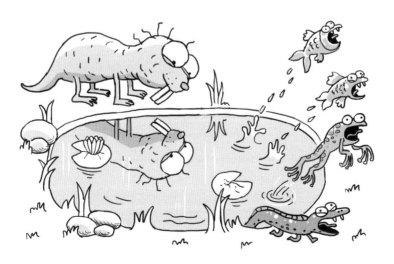

"真屎"与否？

科学家已将人类 DNA 备份数据发送到太空，以防地球遭遇毁灭。

真的 有趣的想法，但科学家确实想出了这个B计划，并将某些人的基因代码通过计算机送到了太空。抬头看，它们此刻正飞翔在你头顶大约二百五十英里以外的国际空间站中。科学家们选出的幸运儿包括斯蒂芬·霍金（一位杰出的科学家）、斯蒂芬·科拜尔（一位脱口秀主持人——或许这类人在太空中很重要？），以及其他几位不叫斯蒂芬的名人。我认为他们并没选用我的DNA——非常令人失望。

不爱吃卷心菜不是你的错。

真的 呃，可能真的不是你的错。有些人拥有一类特殊基因，在他们的味觉中，蔬菜奇苦无比，根本无法下咽，尤其是西兰花、卷心菜、菜花这些蔬菜。不幸的是，不爱吃抱子甘蓝的人没法高喊着"我吃不了！都是基因里带的！"来逃过一劫。

人类的基因中，99% 是相同的。

真的 无论你的皮肤和头发颜色如何；你有个迷你的塌鼻子，或鼻子大到用手机打字时可以戳到屏幕；你和桌子一样高，或头顶能戳到房梁——人类的基因大部分都一样。在地球上随便找个人，查看一下他/她的基因代码，会发现其中只有不到百分之一和你不同。即便数学老师也如此。（抱歉。）

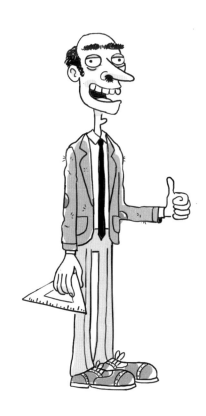

第十四章
微生物

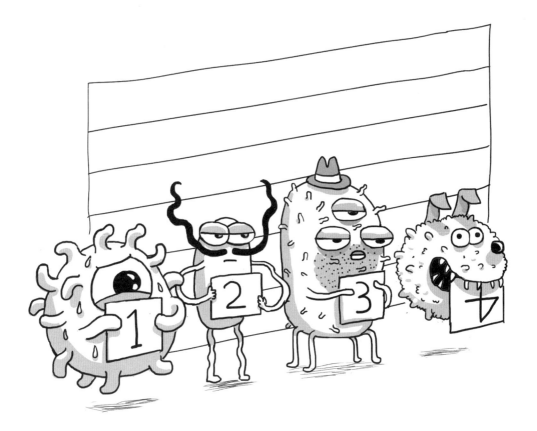

到处都是微生物。说真的，几兆个微生物随处可见。没必要忙着在易贝上选购防护服，因为微生物压根儿让人无处可躲。不过别焦虑——没了微生物，这个世界也不复存在。我们需要肠道中的微生物帮助身体消化食物；没了微生物，大多数动物都会灭绝，而几乎所有植物都要消失，因为它们需要借助细菌制造燃料。最糟的是，没了微生物，我们就无法制造奶酪——那怎么还能吃得下晚饭呢？

但并非所有微生物都是人类的朋友。有些不该出现在身体中的坏东西会在人体内发动全面攻击，导致咳嗽、感冒、呕吐和拉稀。（这些坏东西最喜欢制造混乱。）咱们一起来认识几种——这些好的、坏的、让人想吐的微生物。

细菌

细菌只有一个细胞大，但凶猛有力，能引发各种让你度日如年的疾病。耳朵感染、嗓子感染、皮肤感染——说个地方，它们就能给你弄感染了。它们还是引发食物中毒的高手，还会导致类似脑膜炎这样的严重疾病。细菌有各种形状，如圆形、条形、螺旋形，等等。

卡通形象制造仪

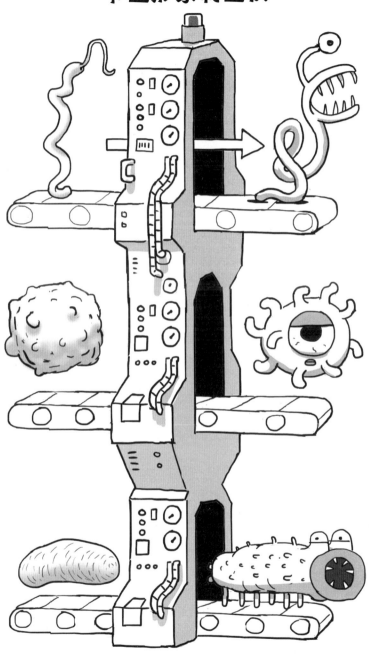

但每个恶棍都会遭遇一位超级英雄克星——我们可以用抗生素来抵抗偷跑到身体中的细菌。抗生素是有史以来最重要的医学发现之一。事实上，它们已经拯救了超过一亿条生命。不过，只有在真正需要时才可以服用抗生素，否则它们会对人体失效——这被称为耐药性。这让人想到了那个哭叫"狼来了"的小男孩（哭叫"抗生素来了"的小男孩听起来好像有些无聊）。

世界上第一款抗生素是盘尼西林，它的发现者是亚历山大·弗莱明（Alexander Fleming）。弗莱明不小心让实验室生了霉菌，就此发现了抗生素。他因此获得了科学界最重要的奖项——诺贝尔奖。而当我不小心让卧室生了霉菌时，只会遭到我先生一顿斥责。

病毒

戴上一副厉害的眼镜，因为病毒的大小只有细菌的二十分之一。我聊的可不是操纵我的机器人管家砸毁卫生间的计算机病毒，而是那种恐怖的小型微生物。

你只是半个人类。不，你的另一半并非山羊。（虽然这就能解释你的体味了。）我是想说，你身体中近一半的细胞其实都是在体内安营扎寨的有益细菌。你或许可以考虑收取房租？

病毒会挤入健康细胞，取得控制权，就像某人搬到了你家客房，最后却把你从家里赶了出来。

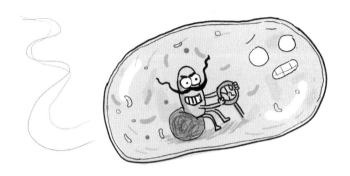

当被病毒填满的细菌不断扩张，你就会生病。你可能听说过的病毒包括常见感冒病毒、流感病毒、新冠病毒，以及奇痒无比、不断制造出水泡的带状疱疹病毒（俗称水痘）。

真菌

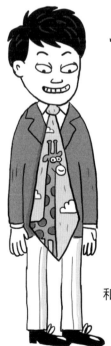

你已经食用过大量真菌了。我指的不仅仅是蘑菇（呃）——它们还隐藏在萨拉米香肠、奶酪、酱油中，让你无处可逃。任何种类的真菌都喜欢生活在黑暗潮湿的环境中，例如森林的地面、垃圾桶底部，以及……你的脚上——潜伏在袜子和鞋里。

趣味领带

真菌领带

脚趾间的真菌感染被称为"运动员脚"（athlete's foot，也就是脚气）。这种病并非只有运动员才会得，逃掉体育课恐怕也无法幸免。幸运的是，抗真菌软膏可以治疗脚气，能够让你快速和真菌说"拜拜"——就像我扔掉盘子里的蘑菇一样快。

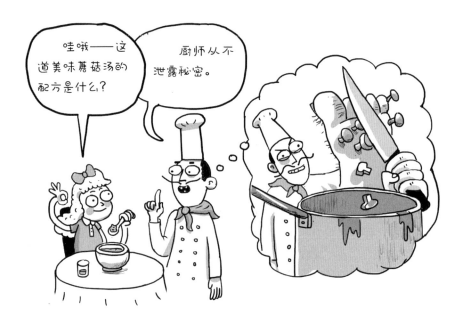

原生生物

原生生物是许多不同种类微生物的统称，就像一包（极具感染性的）自选混合糖果。它们有些共通之处——都只有一个细胞大小，并且你不希望它们中的任何一个成员在自己身体里度假。

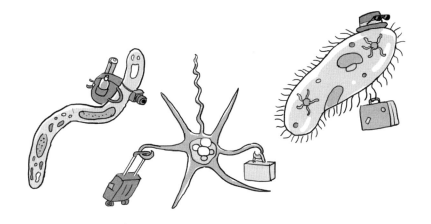

它们引发的疾病包括可怕的疟疾（会引发高烧）和痢疾（会导致十分严重的腹泻）。

保持健康

微生物个头实在微小，因此会在毫无察觉的情况下偷溜进我们的身体（除非有朋友对着你的脸打喷嚏，那样的话，或许该考虑换个朋友了？）。虽然身体具备各种自我保护和对抗微生物的机制，但假如它们决意发起进攻，最好当初就别给它们留机会。

洗手

你的手真是——我怎么能既说实话，又不冒犯到你呢？

十个人中，有三个人上完厕所后不会用肥皂洗手……还有一个压根儿不洗手。这类人有个医学学名——超级大恶心。

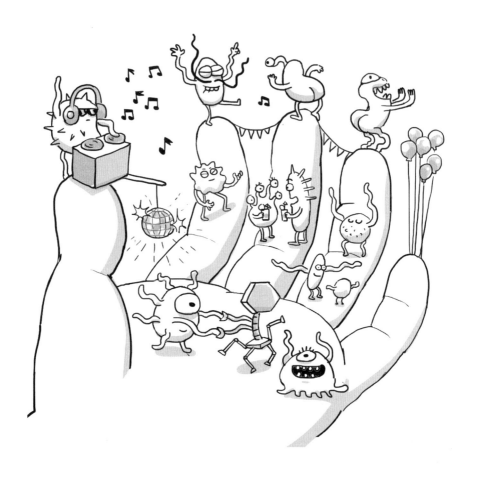

　　它们极其荒诞。每时每刻，双手都在举办一场吓人的聚会，来宾全是细菌和病毒。你已经知道（但愿）上完厕所后洗手有多重要了，不过微生物喜欢的可不止大便而已，它们会在各处游荡——玩具上、灯开关上、门把手上……你尽管举例吧。触碰食物前一定要洗手。事实上，洗的次数越多，对你越有益处。当我提到"洗手"二字时，我指的并非在滴滴答答的水龙头下可悲地蠕动几下手指头——这样做相当于直接把微生物招呼到了贵宾室。我说的"洗手"很正式，要用到肥皂和清水。

如何洗手

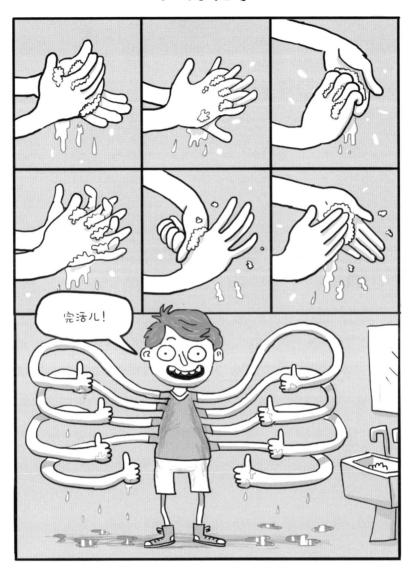

每次洗手的时间应该不短于二十秒——相当于唱两遍《祝你生日快乐》，或者大喊"亚当·凯最棒——他该当国王"十次。我通常选择第二种方法。

咳嗽时要对着自己的手肘；打喷嚏时则用纸巾挡住，完事后立刻把纸扔掉。打喷嚏时最好别用手捂着——它们已经够恶心的了——但假如没忍住，最好立刻去洗手。如果你爷爷兜里总揣着一块手绢，你可以告诉他：那上面养着一群细菌，就像开了一家动物园。假如他挥起手绢要帮你擦脸……逃命去！

免疫系统

虽然身体有许多抵御入侵者的方法（例如你鼻子里的短毛，还有气管里的痰），但它也没法守住每段城墙，有些微生物总会偷溜进来。谢天谢地，你的免疫系统——身体内置的防毒软件——总在随时待命，赶走任何不速之客。吃好喝好、保持运动、睡眠充足，这样免疫系统就能维持强劲功能，踹任何胆敢溜进你身体的微生物一屁股。（是，我知道。我已经反复絮叨过很多遍了。不，没有西兰花菜农和床具制造商贿赂我。）

免疫系统中的明星是白细胞——你可能还记得在很多页之前我们聊到过这家伙。白细胞是一种绿颜色的细胞……等等，我也得重看一眼。噢，行了，对，白细胞是一种白颜色的细胞，能够找出身体里的所有异物，并把它杀死。战斗！战斗！战斗！

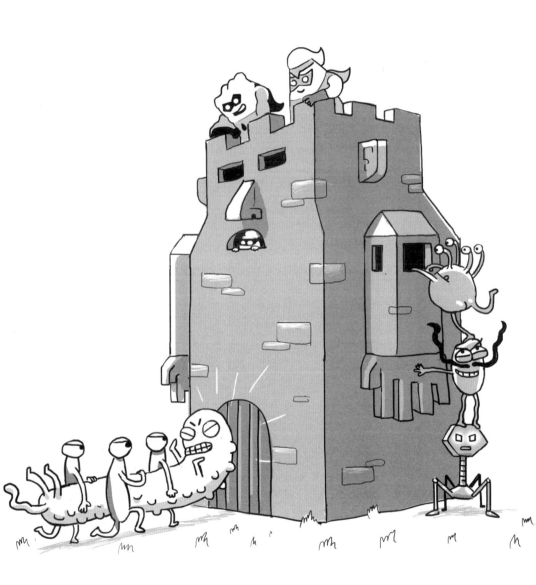

白细胞的秘密武器被称为**抗体**。当白细胞发现入侵者时，会设计出特殊的抗体子弹，然后发动一波波攻击。

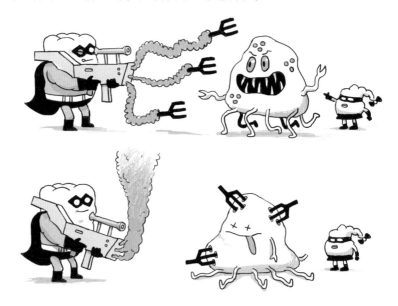

敌人被摧毁后，另一种被称为**巨噬细胞**（巨噬细胞的英文名"macrophage"的意思就是"巨大的吞噬者"）的截然不同的白细胞会隆重登场，吃掉死了的坏细胞。

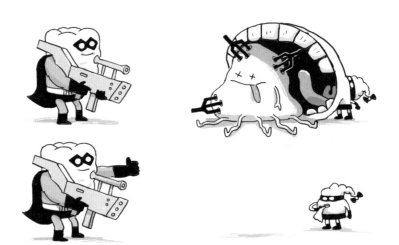

野蛮又美味。当身体遭遇某种全新的微生物时，它要花上些时间才能设计出有效的特殊抗体，但下次这种微生物再出现，立刻就会被抗体排好队射击。这一过程被称为免疫力。如果你对某种微生物免疫，意味着你身体中拥有抗体，它对你无能为力。就像手里攥着一张危险犯罪分子的警方肖像画，一旦他们现身……嚓！嚼嚼！吃光光。让它们没机会捣乱。

淋巴系统

和血管类似，你的身体中还有一套专门用来运输白细胞的秘密管道系统，就像某些大楼中有专供消防员在紧急情况下使用的电梯一样。它被称为淋巴系统，通过一种名为淋巴液的液体将白细胞运送到身体各处。这词真怪——淋巴（lymph），听起来就像是我瞎编的一样。（真的不是。）淋巴系统中有许多小块组织，被称为**淋巴结**。假如你的嗓子发过炎，一定曾感觉到脖子处出现了些一按就疼的小肿块——它们就是肿胀的淋巴结，里面装满了帮你对抗感染的白细胞。

免疫系统还包括你的扁桃体，以及靠近胃的一个小器官——**脾**（spleen）。这个词也像是我瞎编出来的。我猜当时已经是周五下午五点，命名委员会的克莱夫于是说："你猜怎么着？这周感觉真长——就叫它们淋巴和脾吧。"

疫苗

好消息——无须被感染，你可以走捷径获得抗体。下面隆重登场的是……疫苗。疫苗中包含一小剂已经死掉或者活力很微弱的微生物。注射疫苗后，身体就能产生抗体，可怕的疾病就不会在现实生活中骚扰你了。当然了，我不会假装说打针一点儿都不疼，但其实没那么糟啦——它可比得病要好上五百万倍。还有，其实你很小的时候就已经接种了此生所需的大部分疫苗，所以别再哼唧啦。

一般来说，疫苗是安全的，每年都能拯救数以百万计的生命。

过敏

我们都会有过激反应。或许你不小心把冰激淋掉在了地上，因此大发雷霆；又或者朋友忘记了你的生日，于是你在午夜时分破门而入，把他/她家里的所有窗帘杆填满大虾，让那儿臭得像一家海鲜餐厅。（可能只有我会这样。）言归正传，免疫系统也会出现过激反应，这就是过敏的诱因——你的身体会把完全正常的东西错当成敌人。

人会对很多东西过敏，例如花粉或草（被称为花粉热），某些食物，甚至猫毛和狗毛。（抱歉，皮平，有些人可不许你舔哦。）

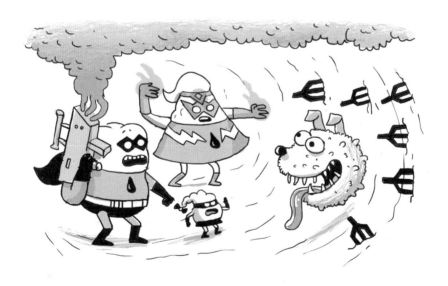

过敏会促使身体释放不必要的抗体，从而出现哮喘、打喷嚏、眼睛红痒、皮肤疹子等症状。大多数人的过敏症状不会太严重，只需注意远离过敏源即可。有些人的过敏症状比较厉害，需要服用抗组胺药物。但好消息是，随着年龄的增长，过敏症状通常会自己消失。

还有些人，他们的过敏问题特别严重——过敏时喉咙会急剧肿胀，甚至停止呼吸。这被称为**过敏性休克**。你可能认识某位对蜂蜇伤、花生或乳胶（一种橡胶）严重过敏的人，也见识了过敏的厉害。所以，假如某人对花生过敏，和他/她同屋的人最好都不要吃花生。会出现过敏性休克的人需要随身携带名为肾上腺素笔（EpiPen）的特殊注射器，可以在紧急情况下向大腿注射肾上腺素救命。

传染性疾病

食物中毒

你有没有过食用某物后生病的经历？不是那种"呃，我好像吃了太多巧克力，有点儿恶心"的生病，而是"我得全速冲到洗手间，不然就会两头喷水"的那种生病。这种情况意味着你刚刚吃下去的牛肉汉堡里有细菌，或者那份维达卢（Vindaloo）咖喱里有病毒，你因此食物中毒了。可能预备食物的人没洗手（看，告诉过你洗手很重要吧），或者食物被在室温中放置了太久，又或者没有被烹饪熟。食物中毒一点儿都不好玩，不过屎汤子（bumsquirts）通常一两天后就会消失。（我已经向命名委员会递交了入会申请，希望不久后"屎汤子"就能变成医学术语。）

冠状病毒

托2020年初开始的"大流行"（这是个科学术语，指代传播到全球的感染性疾病）的福，你可能已经认识冠状病毒了。这场大流行源于一种全新的冠状病毒。

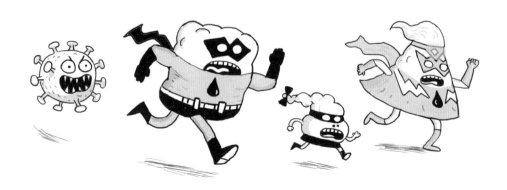

冠状病毒极具传染性，感染者会通过咳嗽、说话甚至呼吸来传染他人。如果不小心触摸了被患者污染的物体表面，随后再用手碰自己的眼睛、鼻子或嘴，也可能被感染。新型冠状病毒所引发的疾病被称为"COVID-19"，它是"Coronavirus Disease 2019"的缩写——这种病首发于2019年。嗯，假如有天我制造了一种新型疾病，就给它起名为"ADKAD-80"（ADam Kay Disease 1980，即亚当·凯疾病1980）。

多数新冠肺炎患者只出现了轻微症状，甚至完全没有症状，但有些人症状很严重，尤其是他们的肺部，很不好受。很多人因此失去了生命，尤其是那些年老或者已经有其他基础病的人。未来几年，人类可能还会面临其他全新的传染病，希望各国可以从这次大流行中汲取经验，不要让其他病毒再造成如此巨大的伤害。

普通感冒

你真需要我再讲讲感冒这回事吗？好吧。这是一种会让你鼻子生病的病毒。年纪越小，患感冒的次数越多，因为你身体里还没有足够多的抗体。一个人每年通常要感冒五次左右——这可要流很多鼻涕。感冒病毒总在不断变异，所以很难彻底逃离它的魔掌——刚对上一次的感冒病毒产生免疫，新的病毒又对你展开了攻击。这也是市面上没有感冒疫苗的原因——疫苗发明出来前，病毒早就改变了形态，一切就算是白费劲。抱歉，鼻涕还得流一阵子。

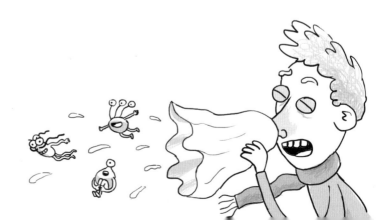

脑膜炎

脑膜炎意味着微生物感染了脑膜，这种病虽然不常见，却很要命。脑膜炎会引发头疼、疹子和颈部僵硬，患者还会非常怕光。细菌引发的脑膜炎是一种严重急病，需要立刻用强力抗生素进行治疗；病毒引发的脑膜炎通常不太严重，充足休息后会自然痊愈。目前的疫苗已经能够预防大多数类型的严重脑膜炎，每年可以拯救上千个年轻人的性命。疫苗万岁！

疣

疣是聚集在脚底的奇怪小突起物。它们是由病毒引起的，中间常有小黑头。疣极具传染性（千万别挤！），还很喜欢潮湿的空间，所以在游泳池和更衣室里要格外小心。那些古怪的一次性塑料袜子可不仅仅是一种时尚宣言。

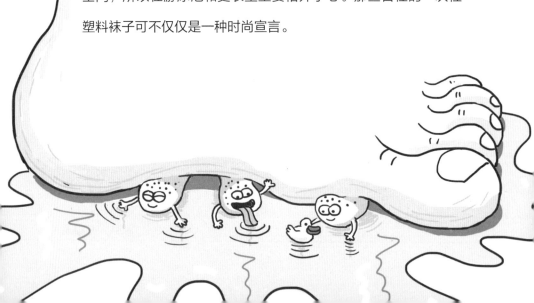

凯的问题

肚脐绒毛是怎么回事?

终于等到有人问出了人生中真正重要的问题。肚脐绒毛由T恤衫掉落的棉花、灰尘、死皮,当然还有一堆细菌组成。地球上没有两个人的肚脐绒毛中拥有一模一样的细菌成分。要我说,警察应该开始用肚脐绒毛——而非指纹——指认犯罪嫌疑人。(不过指纹可能更方便,也不那么恶心。)

> 哇吼!修好了!现在可以尽情输入字母"W"了。"王子忘了万不得已别做万人迷。"*哎,可惜这本初马上要写完了。我指的是这本初。呃,不。

去外国旅行前为何要打针?

如果你即将幸运地踏上前往异国他乡的旅途,或许在离境前需要打上几针,也就是注射一些疫苗。和小时候注射的疫苗不

---

* 原文是"The Queen quickly cooked a quince and quail quiche",此处为符合中文语境而做了更改。

同，这些疫苗所针对的微生物在你家附近并不常见，它们只生存于你的旅行目的国。

此类疫苗通常包括狂犬疫苗、伤寒疫苗和黄热病疫苗。通常打针的人会得到来自朋友的同情问候，但这些疫苗只会让你遭人厌弃，因为你将去往朋友们去不了的旅行胜地。

"五秒原则"真的安全吗？

在你家里可能也流行着这样的"五秒原则"——只要食物落在地上的时间不超过五秒，你就可以捡起来吃掉。或许大人们以为细菌会迈着慢悠悠的休闲步伐走到你掉落的那根薯条上去。还是他们只是在骗人，免得还要再分你一根薯条？真相是，食物碰到地板的那一毫秒间，无数细菌就已经粘在上面了。就为了一根薯条，你愿意在马桶上坐一整个周末吗？

"真屎"与否？

用热水洗手的杀菌效果比用凉水更好。

假的 第一次听到这个论调时我也很吃惊。就洗手而言，凉水和热水其实同样有效——重要的是要使用肥皂，并洗足时间。我的意思是，你可以用巨烫的水来杀菌，但不会很痛苦吗？为什么不干脆用上一块肥皂呢？

有些细菌会在黑暗中发光。

真的 发光细菌（看名字就知道）就是其中的一种，它们是生活在水底世界的微型灯泡。想想真不公平——人类的细菌会让我们呕吐，章鱼的细菌却能让它们整夜蹦迪。

你的手机上有大便。

真的 哈哈哈哈。是真的。只要你有手机，它的屏幕上就可能沾着屎。想避免此事发生？那就不要带手机进洗手间——这样还能防止手机掉进马桶。

结尾的话

好了，都结束了。我已经正式教完了你关于身体的所有知识。完完全全，一点儿不落。

哦，等等。忘了一样：

有一种病叫爆头综合征（Exploding Head Syndrome）。听起来有些吓人（可能不仅"有些"而已），但其实不算大病。这种病见于许多人——当患者躺在床上即将睡着的那一秒，他们会听到"砰！"的一声巨响。幸运的是，事实上并没什么大事发生。更妙的是，你的大脑也没有被炸成一万亿块，无须找人重新粉刷卧室的墙壁。

好了。都讲完了——知道这么多就够了。完事了。我保证。

不，我错了。还有最后一件事，然后咱们才算百分之百完事。

一年中，你有一个月花在眨眼上。整整一个月，你虽然醒着，大脑却按下了暂停键。如果不用眨眼，你该能干成多少事啊——可以烤七百块蛋糕，学一门新语言，或者教会你的机器人管家打网球。不过不眨眼的话，你的眼睛又会很酸痛，所以，算了，还是眨吧。

呼……都讲完了。就是这些，本书到此为止。

不，抱歉，还没完。刚意识到还忘了一件事：

坐在教室里时，你其实是在吸朋友（和老师）的屁。不止一点点哦。每周你会吸进一大柠檬水瓶的未稀释纯屁。考虑开开窗户？

完了。终于。

有问题吗？（如果有问题，请翻到开头，重读一遍本书。）

医学证书

兹证明

（在此处填上你的名字——写得工整些，将来要挂在你的诊所里。）

已完成关于臀部、血液、肺部、痰、鼻毛、手肘、小便、水蛭、大脑、皮肤、脚指甲、细菌、腘绳肌、大便、肝脏、耳屎、机器人管家、牙齿、鼻涕、骨骼、住在眼皮里的小怪物、肾脏、更多的屎……的全部学习……

现已成为一名合格的医生。*

（在此处填上日期。比签名更工整些——上面的难看死了。）

**

亚当·凯

医生、作家、难以置信的天才

* 差不多吧。

** 请不要盗用我的签名，偷走我的全部家产。假如非偷不可，请用我的钱买点儿好东西。

给印刷厂的信:

请把下面这部分的字体做得非常小，这样大家就会觉得是我独自完成了这本书，没接受任何人的帮助。爱你，亚当。

致　谢

詹姆斯，我的英雄/丈夫。

凯思·萨默海斯和杰西卡·库珀，我可敬的经纪人。

亨利·帕克，我聪明的插图师。

露丝·诺尔斯和霍莉·哈里斯，我出色的编辑。

弗兰切斯卡·道和汤姆·韦尔登，我伟大的出版人。

我最爱（且唯一的）侄子侄女们：挪亚、扎琳、莱尼、西德尼和杰西。

我在医学院的老师们——假如我全记错了，并且把错误的知识传授给了成千上万的小读者，还请你们多多包涵。

扬·别莱茨基和温迪·莎士比亚，是他们把一个杂乱无章、错字连篇的文档变成了一本优美的图书。

印在本书封底的每一只企鹅，它们都值得再吃一筐小鱼。

皮平，虽然她曾好几次想要毁掉本书。

贾斯汀·迈尔斯，句子巫师。

莫·汗，医学大师。

汉娜·法瑞尔，知识忍者。

最后，还有你们，我可爱的读者们！哦，抱歉，不是你，我指的是你身后那位。

附　录 [*]

还是什么也没做。

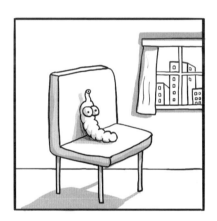

---

* 　与"阑尾"是同一个英文单词"Appendix"。

词汇表

医生们需要掌握约一万五千个关于身体和各类疾病的新词汇——比你流利地掌握一门新语言所要求的词汇量还多！本部分并未囊括全部一万五千个词汇，以防本书过重，无法让你随身携带。

Alveoli（肺泡）：数以百万计聚集在肺部的小口袋。擅长运送氧气，不太适合做购物袋。

Amygdala（杏仁核）：大脑的一部分，用来感受事物。我的意思不是感受被坏了的机器人管家搔痒，而是感受感情。

Anosmia（嗅觉缺失症）：没办法嗅到东西。如果你和皮平住在一起，这会是很有用的技能。

Antibiotics（抗生素）：用来对抗细菌的药物。具体是如何对抗的，我不确定，或许用的是微型镭射枪。

Aorta（主动脉）：身体中最主要的动脉（无意冒犯，桡动脉）。它将富含氧气的血液从心脏送往全身。

Atrium（心房）：心脏最上方的部分，血液流入的地方。Atrium一词也指建筑中的厅——建筑师们真得想些自己的专有名词了，要不然克莱夫会起诉他们。

Borborygmus（腹鸣）：最近没吃够蛋糕的话，肠子会发出的叽里咕噜的响声。

Bronchi（支气管）：连接气管和肺的主要管道。呼吸爱好者必备。

Bronchioles（细支气管）：从支气管分出的小管道。支气管和细支气管关系真好，连在词汇表里也挨在一起。

Bum（屁蛋）：这不是一个正经的医学词汇。为什么会出现在这部分？

Cancellous Bone（松质骨）：骨骼中的一层，其中有很多洞——别担心，它本来就这样。

Cementum（牙骨质）：把牙齿和上下颚粘在一起。基本上起到水泥（cement）的作用。（只不过后边多了"u"和"m"两个字母。）

Cerebellum（小脑）：大脑中小小的一部分，掌管平衡，因此对走钢丝的杂技演员来说非常重要。它的英文原意是"小小的大脑"——可爱！

Cerebrum（大脑）：脑部的主要组成部分，主要负责那么几件无足轻重的小事啦，比如思考、控制身体、维持生命什么的。不是啥大咖。

Cerumen（耳垢）：耳屎的华丽说法——以防你需要在一场浮夸的派对上提到耳屎（别做梦了）。

Cervix（宫颈）：位于子宫和阴道之间的甜甜圈形状的组织。"Cervix"一词在拉丁语中是"脖子"的意思，这让人有些困惑——它距离脖子着实有些远。

Chromosome（染色体）：住在细胞中，里面装着基因（genes）。千万别和衣橱搞混了，那家伙住在你的卧室里，里面装着你的牛仔裤（jeans）。

Coccyx（尾骨）：脊柱最后一节，也被称为"尾巴骨"。它是包含三个字母"c"的单词中最短的一个。

Cochlea（耳蜗）：内耳的一部分，能够将声音转变为信号，从而经神经送往大脑。古希腊语中，这个单词是"蜗牛"的意思，这里用来形容耳蜗，是因为它的形状酷似蜗牛（不是因为它传递起信号来真的很慢）。

Demodex（蠕形螨）：住在眼睫毛里的虫子，身材小巧但能量惊人。

Dextrocardia（右位心）：一种罕见症状，即当事人的心脏长在了身体右侧（心脏通常长在左侧——温馨提示，谨防你没有认真阅读本书）。

Diaphragm（横膈膜）：一大块拱形肌肉，帮助你呼吸，也把肺部和午饭区隔开来。

Embryo（胚胎）：一团细胞，能够变个很聪明的魔术，把自己变成小婴儿（不，胚胎不能从帽子里变出兔子来——它还没长出手呢）。

Enzyme（酶）：能够分解食物以便身体使用的化学物质。

大多数酶的英文名都以"ase"结尾。比如脂解酶（Lipase），可以分解脂肪；淀粉酶（Amylase），可以分解碳水化合物；行李箱（Suitcase），可以在度假时随身携带。

Epiglottis（会厌）：喉咙里的小盖子，可以防止维多麦牌（Weetabix）麦片跑到气管里。

Faeces（粪便）：大便的浮夸说法。

Fibrin（纤维蛋白）：纤维蛋白能够结痂，结痂又能防止你失血致死。老好人纤维蛋白。

Flatus（排气）：排出肠道内的气体。好吧，行，就是放屁。

Glossary（词汇表）：书后面很无聊的几页纸，上面有长长几列文字，解释了不同词汇的意思。

Gluteus Maximus（臀大肌）：如果没有臀大肌，你就没法移动自己的髋部。没有臀大肌，你也就没有了屁股蛋——这个词的意思就是屁股蛋。

Gound（眼眵）：每天早晨粘在你眼睛周围的可怕泥状物，由黏液、灰尘、死细胞和蜘蛛屎组成（其中一项可能不是真的）。

Haemoglobin（血红蛋白）：你喜欢自己的血液能够运送氧气吗？这都要靠血红蛋白。你喜欢自己的血是红色的吗？还是要靠血红蛋白。那你喜欢美味的比萨饼吗？这和血红蛋白没有关系。

Heterochromia（虹膜异色症）：如果一个瞳孔和另一个的

颜色不同，就被称为虹膜异色症。当然也可能是你的美瞳掉出来了一只。

Hippocampus（海马体）：大脑中帮助记忆的部分。还记得吗？

Hormones（荷尔蒙）：身体中的信号系统。它在希腊语中的意思是为某事喝彩。哇！冲啊，荷尔蒙！

Hypothalamus（下丘脑）：大脑中的一部分，能够让你感受到饥饿和困意。皮平的下丘脑一定很大个儿。

Intercostal Muscles（肋间肌）：肋骨间的小块肌肉，能够指挥着肺部移动。它们真够盛气凌人的。

Joint（关节）：骨骼相连的部分被称为关节。假如关节很酸，或许可以考虑来点儿"关立健"。

Keratin（角蛋白）：能够让你的头发美味无比的物质。抱歉，不是美味无比，是健壮。别再啃头发了。

Lobe（叶）：类似大脑、肺部、肝脏和肾脏这样的器官都能细分为被称为"叶"的不同部分。你的耳朵也有叶——我猜它有点儿嫉妒了。

Lobule（小叶）：小叶就是小型的叶。不过颗粒（granule）并非小版的奶奶（gran）。

Macrophage（巨噬细胞）：我是个喜欢吃比萨的人；皮平是只喜欢吃狐狸屎的小狗；巨噬细胞是一种喜欢吃微生物的白

细胞。

Metacarpals（掌骨）：组成手掌的五根骨头。如果你的手掌有多于五根骨头，请去看医生——你可能出了点儿问题。

Metatarsals（跖骨）：组成脚掌的五根长骨头。有点儿类似掌骨，只不过更细长。

Nephrons（肾单位）：我不知道肾细胞的英文名为什么和神经元（neurons）那么类似。或许就是故意为了让你搞混。

Neurons（神经元）：也被称为脑细胞或神经细胞，不过"神经元"是它们护照上的官称。

Occipital Lobes（枕叶）：喜欢读词汇表这部分吗？不喜欢？哦，真粗鲁。眼睛阅读本页文字的同时，也在将它们传送到大脑枕叶。

Oesophagus（食道）：食物是怎么从喉咙到胃的？用的是弹弓、瞬间转移，还是顺食道而下？（线索——是顺食道而下。）

Oestrogen（雌激素）：最主要的女性荷尔蒙，会引发青春期时的诸多变化。

Onychophagia（咬甲癖）：咬指甲的毛病。各种糟糕的行为都拥有自己的医学术语。吞涕癖（mocophagia）指的是吃鼻涕；食粪癖（coprophagia）指的是吃屎；最恶心的一种则是食菌癖（fungophagia），爱吃蘑菇。

Parietal Lobes（顶叶）：大脑的一部分，能感受到痛感和触碰。哎呀，押上韵了——希望他们能把这本书归到诗歌类别里。

Periosteum（骨膜）：骨骼最外层。如果撒上辣椒酱，可以改名为辣辣膜（peri-peri-osteum）。

Pinna（耳廓）：耳朵张扬的轮廓。

Pippin（皮平）：我的小狗。她时而可爱，时而可恨——取决于上一秒她是否刚刚跳入泥坑中。

Placenta（胎盘）：孕期出现在子宫里的器官，负责为生长中的胎儿运送食物，就像二十四小时不歇业的外卖服务站（不过唯一能点的食物是血液）。

Poo（大便）：这个也不是医学术语！把它从我高雅美好的词汇表里踢出去！

Radial Artery（桡动脉）：胳膊下方的那根动脉，可以从中感受到脉搏。它还在因为我早先提到主动脉更重要而大发雷霆。

Rectum（直肠）：大便滚入马桶前（或地毯上——皮平昨天就是这么干的。一点儿都不可笑。）的最后一站。

Robot Butler（机器人管家）：你还没购入呢？

Saliva（唾液）：吐口水、流口水、垂涎三尺……说的都是它。唾液能帮助口腔保持湿润，还能帮你吞咽食物。

Septum（鼻中隔）：鼻子中的一块软骨，鼻孔因此一分为二，而不是一整个流鼻涕的大洞。

Synovial Fluid（滑液）：关节中的液体。没有滑液的话，你走起路来膝盖会满是噪声。咔嚓，咔嚓，咔嚓。

Testosterone（睾酮）：最主要的男性荷尔蒙，负责引发青春期时的诸般变化。

Trachea（气管）：连接口腔和肺部的风道。别和风笛（bagpipe）搞混了，后者是一种会发出可怕声音的乐器。

Tumour（肿瘤）：细胞生长速度过快，因而聚集成为肿块。癌症是肿瘤的一种。

Umbilical Cord（脐带）：连接胎盘和胎儿肚脐的管道。一出生时就被切掉了——幸运的是，脐带中没有神经，所以不会疼。不过婴儿整天都在大哭大闹——所以谁知道呢。

Ureters（输尿管）：还是管道。这些管道负责将尿液从肾脏运输到膀胱——真是脏活一桩啊。

Urethra（尿道）：管道呀管道，这又是什么？尿道负责将尿液从膀胱送往外面的世界。哔哔！

Uterus（子宫）：女性生殖系统的一部分，胎儿生长的地方。

Uvula（悬雍垂/小舌）：悬挂在喉咙后方的一小块组织，像是人肉做的风铃。

Vena Cava（腔静脉）：身体中最粗的静脉——足够放下一枚十便士的硬币（请别尝试）。

Ventricle（心室）：心脏下方的组成部分，负责泵出血液。Ventricle一词在拉丁语中是"胃"的意思——罗马人的解剖学可真够迷糊的。可惜我没能在罗马时期写成这本书。

　　Zebra（斑马）：一种大型动物——酷似一匹被人彩绘过的马。和解剖学毫无关系，但是能以字母"z"开头的单词结束这份词汇表，看起来似乎更正式些。

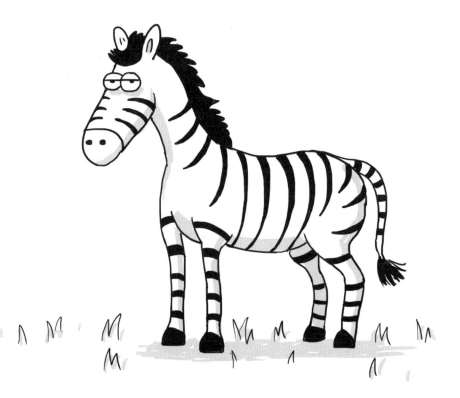

更多信息

或许你还想了解更多本书所讲到的事情，但恕我直言，我不可能把手机号码给你。下面这些信息能帮助到你。

儿童健康

假如身体的某些问题令你感到担忧，一定要和成年人聊一聊，他们可能会带你去看医生、护士、药剂师或面包房（假如需要顺路先买个面包的话）。此外，从过敏症到锌缺乏，假如你对医学常识有兴趣，可以拜访一下这个很棒的网站。该网站由NHS（英国医疗服务体系）运营，上面的信息都很准确（可不是你四岁的表兄妹随手瞎写的）。

healthforkids.co.uk

紧急情况

有时你自己或其他人可能需要紧急的医疗协助。这种情况下可以拨打999*，他们会立刻派出救护车。这里说的紧急情况是指严重事故，比如某人晕倒或停止了呼吸，又或者某人癫痫发作、出现严重胸痛，或突然间无法说话，或无法移动手脚。

---

* 中国大陆的急救电话号码为 120。

只有在真正紧急的情况下才能拨打999。假如你很需要医疗协助，但事情又不太急，那就拨打111，他们会告诉你该如何处理。

急救冠军（First Aid Champions）

紧急情况下，在救护车来之前应该对病人施以急救。这个网站能教授你许多有用的技能，例如如何帮助骨折或突发哮喘的人。该网站由红十字会运营——它们本身就是急救专家。是红十字会（red cross），不是红酱（red sauce）——后者是番茄酱的别名。

firstaidchampions.redcross.org.uk

改变一生（Change4Life）

想了解更多关于健康饮食和运动锻炼的知识？"改变一生"网站上都是帮助你出汗的食谱和美味的运动手册，帮你的身体保持巅峰状态。抱歉，我是想说美味的食谱和下汗的运动手册。

change4Life.co.uk[*]

器官捐献

你可以阅读该网站，了解更多关于器官捐献的信息。谨记：不要直接把一只肾脏邮寄过去，不是这么回事。

livelifegivelife.org.uk

---

[*] 现已更改为 nhs.uk/healthier-familes/。

哮喘小孩

本网站包括了很多与哮喘病相关的信息，还提供了许多小练习（我指的是测试小练习，不是跑半程马拉松的那种练习）。这是一个澳大利亚机构，所以在存够私房钱付全球漫游费账单前，奉劝你不要随便给它打电话。

asthmakids.org.au

癫痫行动

如果你或身边其他人被确诊患有癫痫，你肯定对此有许多疑问，那到这个网站来寻找答案吧！

epilepsy.org.uk/info/children

埃瑞克（ERIC）

大小便有问题？埃瑞克随时来帮忙（顺便提一句，埃瑞克是一个很棒的慈善组织，而不是某个名叫埃瑞克的小伙子）。

eric.org.uk

儿童热线

只要你的年龄在十九岁以下，无论有任何隐忧，都可以找儿童热线帮忙。该热线完全免费且保密，没人会知道你们聊过，也不会知道你们聊了什么。

除了有热线电话和网络聊天服务，从压力到吸烟，它还提供许多有用信息。此外，你还可以在留言板块寻找处境相似的小伙伴互相支持。

childline.org.uk

电话：0800 1111

年轻的心

年轻的心是一家针对心理健康问题提供帮助、支持和信息的公益组织。无论你正面临怎样的难题——焦虑（anxiety）、注意力不足过动症（ADHD）、愤怒（anger）还是厌食症（anorexia）——他们都能提供帮助。（顺便一提，这家组织并非只能处理以字母"a"打头的问题。）

youngminds.org.uk

自闭 · 教育 · 信任

假如想了解更多关于自闭症的知识，或者能够更好地帮助到你患有自闭症的朋友或兄弟姐妹，这个网站上有很多很棒的信息。

autismeducationtrust.org.uk

狗狗的信任

"狗狗的信任"是一家很棒的慈善组织，致力于为被抛弃的小狗寻找新家。他们的网站上还有很多如何照料小狗的活动和信息。皮平强烈要求我提一提这家组织。

learnwithdogstrust.co.uk

图书在版编目（CIP）数据

凯的解剖学 / (英) 亚当·凯著；胡逍扬译. —北京：北京时代华文书局，2022.11
(2025.5重印)
ISBN 978-7-5699-4278-1

Ⅰ. ①凯… Ⅱ. ①亚… ②胡… Ⅲ. ①人体—普及读物 Ⅳ. ①R32-49

中国版本图书馆CIP数据核字(2022)第147229号
北京市版权局著作权合同登记号 图字：01-2021-0186

KAY'S ANATOMY
Text copyright © Adam Kay, 2020
Illustrations copyright © Henry Paker, 2020
First published in Great Britain in the English language by Penguin Books Ltd.

Adam Kay
Kay's Anatomy

拼音书名 | KAI DE JIEPOUXUE

出 版 人 | 陈　涛
策划编辑 | 康　扬
责任编辑 | 康　扬　王雅观
责任校对 | 凤宝莲
营销编辑 | 莲　溪　俞嘉慧
装帧设计 | 迟　稳
责任印制 | 訾　敬

出版发行 | 北京时代华文书局 http://www.bjsdsj.com.cn
　　　　　北京市东城区安定门外大街138号皇城国际大厦A座8层
　　　　　邮编：100011　电话：010-64263661　64261528
印　　刷 | 北京盛通印刷股份有限公司　010-52249888
　　　　　（如发现印装质量问题，请与印刷厂联系调换）
开　　本 | 787 mm×1092 mm　1/16　　印　张 | 25.5　字　数 | 251千字
版　　次 | 2023年3月第1版　　印　次 | 2025年5月第13次印刷
成品尺寸 | 153 mm×233 mm
定　　价 | 69.90元

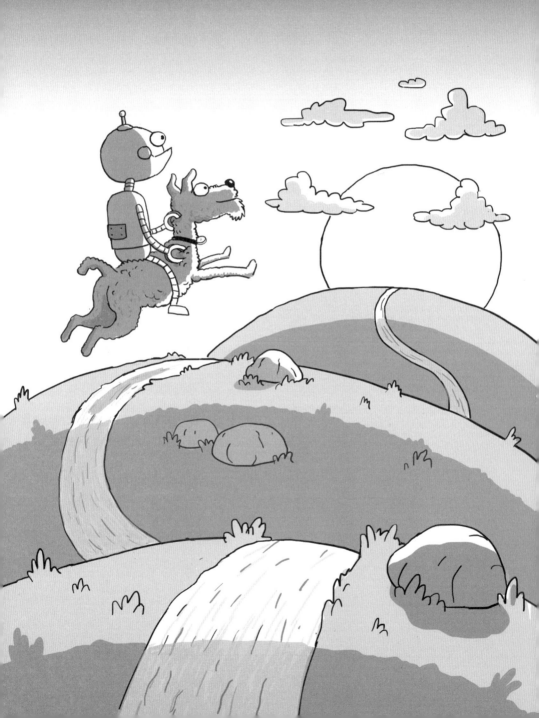

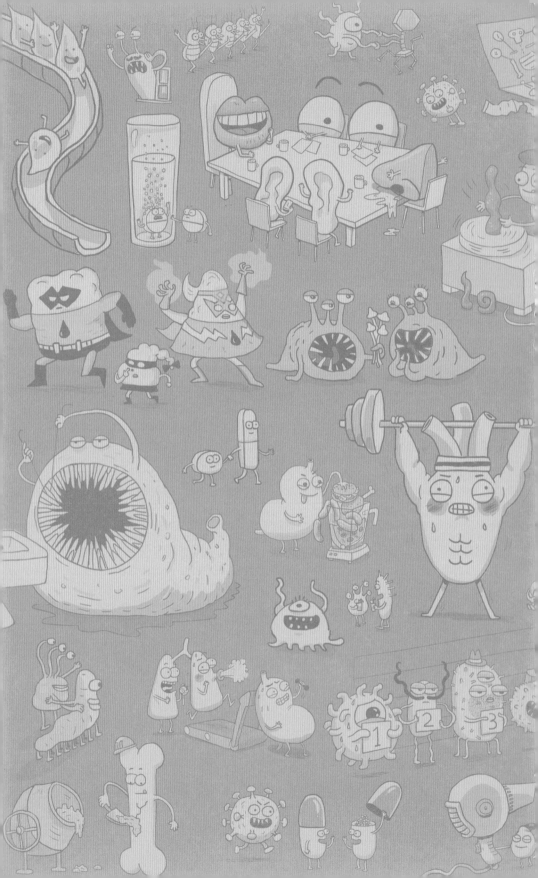